Miethe · Hermann-Röttgen   Wenn die Stimme
nicht stimmt...

Dr. med. Erhard Miethe
Dr. phil. Marion Hermann-Röttgen

Wenn die Stimme
nicht stimmt ...

Symptome, Ursachen, Therapie
Bedingungen und Wirkungen der Stimme
Die Stimme im Beruf

≡ **TRIAS** THIEME HIPPOKRATES ENKE

Anschrift der Autoren:

Dr. med. Erhard Miethe
Leiter der Abt. für Stimm-
und Sprachstörungen
HNO Klinik Katharinen Hospital
Kriegsbergstraße 60
70174 Stuttgart

Dr. phil. Marion Hermann-Röttgen M.A.
Praxis für Logopädie
Rutesheimer Str. 50/I
71229 Leonberg

Umschlaggestaltung und
Konzeption der Typographie:
B. und H. P. Willberg, Eppstein/Ts.

Umschlagzeichnung:
Friedrich Hartmann, Nagold

*Die Deutsche Bibliothek –
CIP-Einheitsaufnahme*

Miethe, Erhard:
Wenn die Stimme nicht stimmt . . . :
Symptome, Ursachen, Therapie,
Bedingungen und Wirkungen der
Stimme; die Stimme im Beruf / Erhard
Miethe ; Marion Hermann-Röttgen.
– Stuttgart : TRIAS, 1993
NE: Hermann-Röttgen, Marion:

Gedruckt auf chlorfrei gebleichtem
Papier

© 1993 Georg Thieme Verlag,
Rüdigerstraße 14,
D-70469 Stuttgart
Printed in Germany
Satz und Druck:
Druckhaus Götz GmbH,
71636 Ludwigsburg
(Linotype System 5 [202])

ISBN 3-89373-230-6   1 2 3 4 5 6

Wichtiger Hinweis:

Wie jede Wissenschaft ist die Medizin ständigen Entwicklungen unterworfen. Forschung und klinische Erfahrung erweitern unsere Erkenntnisse, insbesondere was Behandlung und medikamentöse Therapie anbelangt. Soweit in diesem Werk eine Dosierung oder eine Applikation erwähnt wird, darf der Leser zwar darauf vertrauen, daß Autoren, Herausgeber und Verlag große Sorgfalt darauf verwandt haben, daß diese Angabe dem Wissensstand bei Fertigstellung des Werkes entspricht.

Für Angaben über Dosierungsanweisungen und Applikationsformen kann vom Verlag jedoch keine Gewähr übernommen werden. Jeder Benutzer ist angehalten, durch sorgfältige Prüfung der Beipackzettel der verwendeten Präparate und gegebenenfalls nach Konsultation eines Spezialisten festzustellen, ob die dort gegebene Empfehlung für Dosierungen oder die Beachtung von Kontraindikationen gegenüber der Angabe in diesem Buch abweicht. Eine solche Prüfung ist besonders wichtig bei selten verwendeten Präparaten oder solchen, die neu auf den Markt gebracht worden sind. Jede Dosierung oder Applikation erfolgt auf eigene Gefahr des Benutzers. Autoren und Verlag appellieren an jeden Benutzer, ihm etwa auffallende Ungenauigkeiten dem Verlag mitzuteilen.

Zu diesem Buch –
eine Einführung mit Fallbeispielen

»Mit meiner Stimme stimmt etwas nicht...« Immer mehr Menschen unserer Zeit suchen Rat, weil ihnen ihre Stimme, mit der sie bis dahin ganz selbstverständlich umgegangen sind, zum Problem wird. Jedes Problem wird greifbarer, wenn wir es angehen und zu verstehen suchen: was ist eigentlich die Stimme, was ist eine gute Stimme, wann ist eine Stimme *normal,* wann ist sie gesund und wann ist sie krank?

Nicht immer ist der Gang zum Arzt oder Logopäden angesagt, aber man sollte sich hüten, willkürliche Schlüsse aus eigenen Beobachtungen zu ziehen. Eigendiagnosen sind gefährlich. Die Kenntnis der organischen Zusammenhänge, der möglichen Störungen und ihrer Ursachen kann jedoch aufklären, beruhigen und bei der Entscheidung helfen, ob ein Stimmarzt aufgesucht werden muß, oder ob es genügt, mit sich, seiner Stimme und dem Gesprächspartner anders umzugehen.

Die Stimme ist Ergebnis eines ganzheitlichen Geschehens, das von der körperlichen und seelischen Verfassung des Einzelnen und von seinen jeweiligen Lebensumständen abhängt. So hat jeder Beruf andere stimmliche Anforderungen, denen man besser gewachsen ist, wenn man um sie weiß. Wie eine Stimme klingen muß, kann man nur entscheiden, wenn die individuell verschiedene Situation, aber auch die psychologischen und rhetorischen Bedingungen berücksichtigt werden.

Wir brauchen unsere Stimme, um uns miteinander zu verständigen. Soziologische und kulturelle Gegebenheiten *bestimmen* mit, wann eine *Stimme stimmt.* Jede Stimme klingt anders und soll es auch. *Die* gute Stimme gibt es nicht. Die Ratschläge und Mitteilungen dieses Buches sollen Ihnen dabei behilflich sein, die Stimme zu finden, die für Sie in Ihrer besonderen Situation *stimmig* ist.

ERHARD MIETHE
MARION HERMANN-RÖTTGEN

≡ Die Fallbeispiele

Heiserkeit ist der häufigste Begriff, der in Zusammenhang mit einer Stimmstörung fällt.

Heiserkeit ist eine unklare Beschreibung. Das Wort *heiser* bedeutet rauh, auch dürr, trocken.

Erstes Beispiel:
Ein 45jähriger Patient wird vom HNO-Arzt wegen Stimmschwäche zum Phoniater (Stimmarzt) überwiesen.

Der Betriebsleiter berichtet: Ich bin seit Monaten so heiser, daß ich im Maschinenlärm nicht mehr durchdringe. Meine Anweisungen werden nicht verstanden, und ich muß ganz dicht zu den Arbeitern gehen, damit sie mich verstehen. Ich kann mich nicht mehr durchsetzen und habe wenig Überzeugungskraft, weil meine Stimme ständig versagt und alle fragen, ob ich erkältet sei. Schleim sammelt sich im Hals an, und ich muß dauernd räuspern. Bis die Stimme morgens einigermaßen läuft, brauche ich lange Anlaufzeit. Vormittags geht's noch, aber im Verlauf des Tages wird die Stimme immer rauher und abends bin ich so erschöpft, daß ich nicht mehr reden mag. Wahrscheinlich ist es eine verschleppte Erkältung, die das Ganze ausgelöst hat. Der HNO-Arzt hat jedenfalls nichts gefunden.

Die Kehlkopfspiegelung ergibt einen unauffälligen Organbefund.
Erst die Untersuchung der Stimmlippenschwingungen mit Speziallicht läßt die Diagnose stellen:
Stimmlippen-Unterspannung (hypofunktionelle Dysphonie).

Eine logopädische Übungsbehandlung erreicht, daß der Patient wieder eine gut klingende, belastungsfähige Stimme hat.

Zweites Beispiel:
Eine 31jährige Pfarrvikarin wird vom Internisten zur Stimmuntersuchung geschickt mit der Angabe: Verdacht auf Funktionsstörung der Stimmbänder mit Kloßgefühl.

Die Patientin erzählt: Seit 3 Monaten spüre ich Schmerzen, ein kloßartiges Gefühl im Hals und Spannungen im Hals- und Brustbereich. Meine Stimme wird nach kurzem Sprechen kratzend und kippt mir weg. Bei Aufregung und Anspannung wird es schlimmer. Früher hatte ich oft Bauchschmerzen und Magendrücken. Jetzt hat sich das Ganze in den Hals verlagert. Beim Singen ist meine Stimme schwach, und nach einer Strophe bekomme ich kaum mehr einen Ton heraus. Bei Predigten kommt mir meine Stimme ganz fremd vor.

Die Kehlkopfspiegelung zeigt keinen auffälligen organischen Befund. Aus der Art, wie die Patientin atmet, an der Stimmqualität und bei der Diagnostik des Schwingungsverhaltens der Stimmbänder kann der Stimmarzt die charakteristische funktionelle Stimmstörung erkennen und die Diagnose stellen: Hyperfunktionelle Dysphonie (Überspannung der Stimmlippen).
Eine ganzheitliche logopädische Therapie erreicht nach 25 Behandlungen eine Stabilisierung der Stimme.

Drittes Beispiel:
Vom Lungenarzt wird eine 21jährige Patientin wegen gehäufter Stimmprobleme zur Untersuchung beim Stimmarzt geschickt.

Sie schildert ihre Schwierigkeiten folgendermaßen:

Ich bin Handelskauffrau und muß in der Beratung der Kunden den ganzen Tag sprechen. Früher habe ich in einem Chor mit gesungen. Dabei wurde ich immer so heiser, daß ich das aufgeben mußte. Beim Lungenarzt war ich, weil ich oft so starke Hustenanfälle bekomme, daß ich kaum mehr Luft kriege und nicht mehr sprechen kann. Er hat aber nichts gefunden. Es geht schon 4 Jahre lang, daß meine Stimme heiser und kratzig wird. Sie ist mir auch schon für Stunden oder auch Tage ganz weggeblieben, daß ich nur noch Flüstern kann. Im letzten halben Jahr bin ich so alle 2 Monate stimmlos für eine Woche. Der Hals tut mir weh, und ich muß mich beim Reden furchtbar anstrengen. Dann sitzt etwas wie ein Kloß im Hals, und die Hustenanfälle kommen.

Mit dem Kehlkopfspiegel werden die Stimmbänder untersucht: Am Übergang vom vorderen zum mittleren Drittel sind auf beiden Seiten am Rand stecknadelkopfgroße, glasige Auftreibungen zu sehen.
Die Schwingungsuntersuchung (Stroboskopie) ergibt nur geringe Feinbewegungen der Stimmlippen. Die glasigen Auftreibungen verformen sich.

Diagnose: Hyperfunktionelle Dysphonie und weiche Knötchen.

Die empfohlene logopädische Übungsbehandlung führt zu einer vollständigen Rückbildung der Knötchen und zu einer klaren, belastbaren Stimme.

Viertes Beispiel:
Der 30jährige Patient erzählt: Seit 2 Monaten bin ich andauernd heiser. Ich krächze wie ein Rabe, räuspere ständig, ohne daß die Stimme besser wird und muß mich beim Sprechen schrecklich anstrengen. Meine Freunde fragen dauernd, ob ich erkältet sei oder zuviel geraucht und getrunken hätte, was aber gar nicht der Fall ist. Jetzt will ich einmal wissen: Wie sieht's aus?

Die Kehlkopfspiegelung zeigt eine erbsgroße, rundliche, rötliche Vorwölbung in der Mitte des rechten Stimmbandes am freien Rand, die breit mit dem Stimmband verwachsen ist. Die Stimmbänder können sich durch die dazwischenliegende Gewebsvermehrung nicht schließen.
Die Stroboskopie ergibt eine Schwingungsbehinderung der rechten Stimmlippe, auf der die Neubildung sitzt.

Diagnose: Stimmbandpolyp und Stimmstörung.

Der Stimmarzt erklärt dem Patienten, daß es sich um einen gutartigen Tumor handelt, der operativ entfernt werden muß. Nach der Abtragung des Polypen in kurzer Allgemeinbetäubung (Narkose) ist die Stimme wieder völlig ungestört.

Fünftes Beispiel:
Eine 49jährige Krankenschwester wird vom Chirurgen wegen Heiserkeit zur Stimmuntersuchung überwiesen. 2 Wochen zuvor ist bei ihr eine Schilddrüsenoperation wegen Vergrößerung dieses Organs vorgenommen worden.

Sie berichtet: Gleich nach der Operation bemerkte ich, daß meine Stimme ganz leise und brüchig war. Nach ein paar Sätzen konnte ich nur noch flüstern. Inzwischen ist die Stimme ein bißchen besser geworden, aber immer noch sehr leise. Das Sprechen strengt mich an und ich werde dabei so kurzatmig. Rufen und Singen geht überhaupt nicht. Beim Trinken verschlucke ich mich oft und bekomme dann Hustenanfälle. Der Chirurg sagt, es hänge mit der Operation zusammen und sei vorübergehend.

Der Stimmarzt hört die verhauchte, kippende und leise Stimme. Er registriert, daß die Patientin gegen Satzende keine Luft mehr hat und häufig mitten im Satz dazwischen atmet.
Die Kehlkopfspiegelung zeigt die Ursache: Das rechte Stimmband bewegt sich nicht. Es steht einige Millimeter neben der Mittellinie still.
Die stroboskopische Untersuchung läßt geringe Wackelbewegungen der betroffenen Stimmlippe erkennen. Die Spannung und Schwingungsform ist bei beiden Stimmlippen gleich.

Diagnose: Stimmlippenlähmung rechts (Recurrensparese) und Stimmstörung.

Die Aussicht auf eine Funktionswiederkehr des Kehlkopfnerven ist günstig.

Tatsächlich bessert sich die Stimmqualität während der logopädischen Übungsbehandlung zunehmend. 3 Monate nach der Schilddrüsenoperation kann die Krankenschwester ihre Stimme so einsetzen wie früher.

Sechstes Beispiel:
Die 22jährige Friseurin kommt vom HNO-Arzt wegen funktioneller Dysphonie.

Sie erzählt flüsternd: Schon öfter bin ich in den letzten Jahren so heiser gewesen, daß ich zwei oder drei Tage nur flüstern konnte. Jetzt ist meine Stimme aber schon 13 Tage weg und kommt nicht wieder, so sehr ich mich auch anstrenge. Ich bekomme zu wenig Luft und während des Essens richtige Anfälle von Luftnot.

Die Patientin wirkt sehr nervös und aufgeregt. Das weitere Gespräch ergibt, daß sie dazu neige, schnell aus der Haut zu fahren. Sie fühle sich innerlich angespannt und überdreht. Vor 2 Wochen habe sie einen heftigen Streit mit ihrem Freund gehabt. Unter der wortreichen Schilderung des Konfliktes kommen zunächst zaghafte Töne zustande und nach Aufmunterung und stimmtechnischen Hinweisen durch den Arzt klingt die Stimme wie gewohnt: klar und sonor.

Siebtes Beispiel:
Die 41jährige Hörgeschädigtenlehrerin kommt mit einem Begleitschreiben vom HNO-Arzt, in dem er schreibt, daß er die Patientin seit langem kenne. Sie suchte ihn jetzt wegen erheblicher, vom Kehlkopfbereich ausgehender und in die Ohrregion beiderseits ausstrahlender Schmerzen auf. Seit langem sei die Singstimme beeinträchtigt und nach längerem Sprechen bemerke sie eine deutliche Stimmermüdung.

Die Patientin berichtet: Vor 3 Wochen habe ich mich im Urlaub in Österreich stark erkältet. Ich war stockheiser. Seither ist meine Stimme wechselnd belegt und heiser, ich muß räuspern. Es ist, als ob mich jemand würge. Ich muß dann husten. Seit einem Vierteljahr singe ich mit meinem Sohn, der Trompete spielt, mit. Nach etwa 15 Minuten bin ich stark heiser und muß würgen.

Bei Fragen nach der Vorgeschichte erwähnt die Patientin, daß sie mit 20 Jahren eine Totgeburt hatte. Plötzlich bricht sie in Tränen aus. Sie jammert: Eigentlich ist meine Stimme seit dieser Totgeburt rauh und schlecht. Ich hatte deshalb auch schon Psychotherapie.

Die Spiegeluntersuchung ergibt unauffällige organische Kehlkopfstrukturen. Stroboskopisch besteht eine Tendenz zur Überspannung. Der Stimmarzt rät dazu, die tiefe seelische Wunde nochmals psychotherapeutisch behandeln zu lassen.

Die Stimme – eine Funktionsbeschreibung

Ohne Atmung – keine Stimme

Die Atmung hat lebenserhaltende Funktionen – Sauerstoff wird aufgenommen und Kohlendioxyd abgegeben. Dieser Vorgang geschieht automatisch, kann aber auch bewußt gesteuert werden. Im Schlaf z. B. läuft die Atmung unbewußt ab, während sie beim Sprechen und Singen gesteuert wird.

Die spontane Atmung hängt von rhythmischen Impulsen des Atemzentrums im Hirnstamm ab. Hier befinden sich Meßfühler für die Konzentration von Sauerstoff und Kohlensäure und geben den Rhythmus vor. So wird Gähnen durch relativen O_2-Mangel ausgelöst.

An diese Steuerzentrale sind die ausführenden Atemorgane gekoppelt. In der Lunge findet der Gasaustausch statt. Ihr elastisches Gewebe wird bei der Einatmung gedehnt und schrumpft bei der Ausatmung. Die Lungen nehmen den größten Teil des Brustraumes ein. Dieser erweitert und verengt sich durch die Kräfte der Zwischenrippenmuskulatur und des Zwerchfells. Während die Atemmuskeln der Brust willkürlich gesteuert werden können, ist das Zwerchfell ein nicht steuerbarer Muskel. Das Zwerchfell schließt den Brustraum nach unten wie ein Zeltdach mit 2 Kuppeln ab. Während der Einatmung senkt es sich – gleichzeitig weitet sich der Brustraum. Die Luft kann so in die Lunge einströmen.

Bei der Ausatmung nimmt das Zwerchfell seine kuppelförmige Lage wieder ein, der Brustraum verkleinert sich, und die Luft entweicht wieder aus der Lunge. Die Bewegungen des Zwerchfells führen indirekt zum Heben und Senken der Bauchdecke. Häufig wird die Ausatmung als passiver Vorgang dargestellt. Sie ist aber wie die Einatmung ein Wechselspiel von Muskelkräften (Abb. 1).

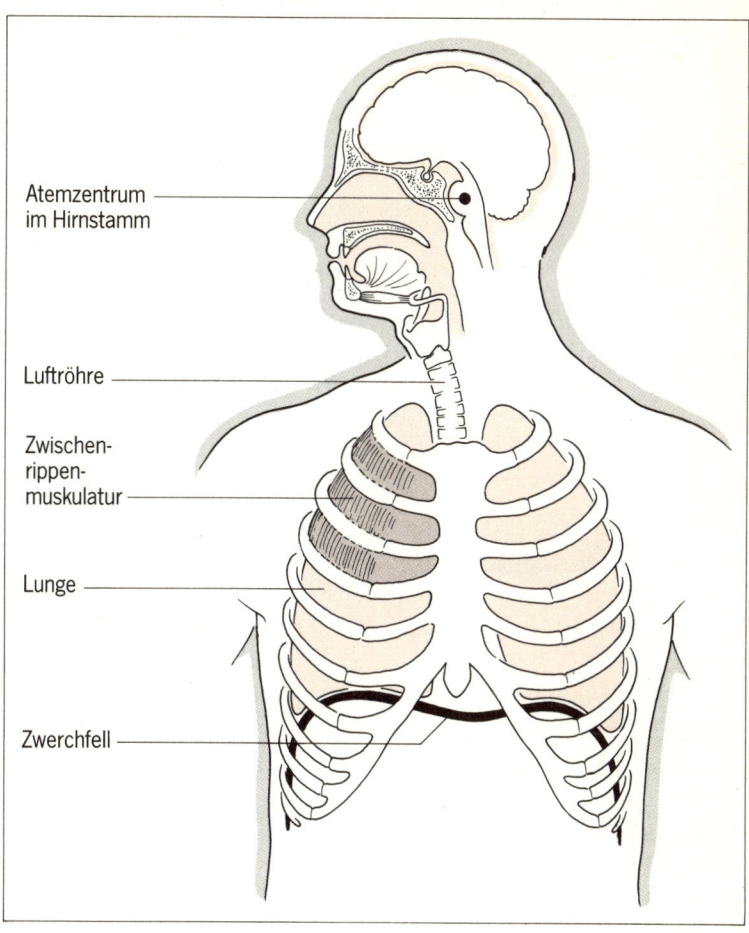

Atemzentrum
im Hirnstamm

Luftröhre

Zwischen-
rippen-
muskulatur

Lunge

Zwerchfell

Abb. 1   Atemsteuerung – Atemmuskulatur

Der größte Atemgewinn ist mit der sogenannten Zwerchfell-Flanken-Atmung zu erzielen (Tiefatmung). Dabei wölbt sich die Bauchdecke passiv vor und die Körperflanken, unterhalb der Rippenbögen, dehnen sich durch die Aufwärtsdrehung der Rippen. Die reine Brustatmung nützt nicht das gesamte Lungenvolumen aus.

Noch flacher ist die Hochatmung, bei der die Schultern hochgezogen werden. Eine Zwerchfellbewegung ist kaum mehr vorhanden; die Halsmuskulatur ist verspannt. Eine physiologische Atemtechnik

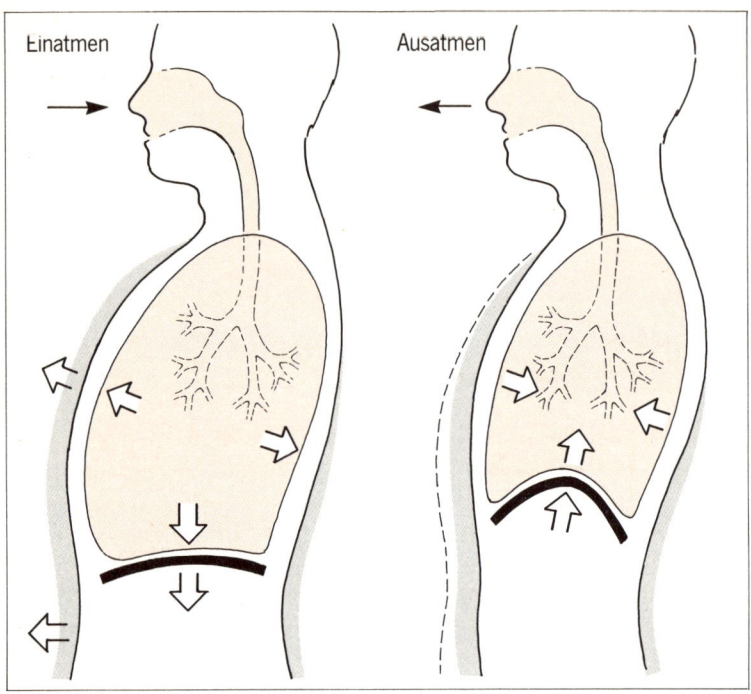

Abb. 2   Zwerchfellfunktionen

erzeugt einen gleichbleibenden Atemstrom und damit eine gute Stimmqualität (Abb. 2).

Die Luft strömt durch anatomisch vorgegebene Atemwege.

Die oberen Atemwege sind:
– Nasenhöhlen
– Mundhöhle
– Rachenraum
– Kehlkopf

Die unteren Atemwege sind:
– Luftröhre
– Bronchien
– Lunge

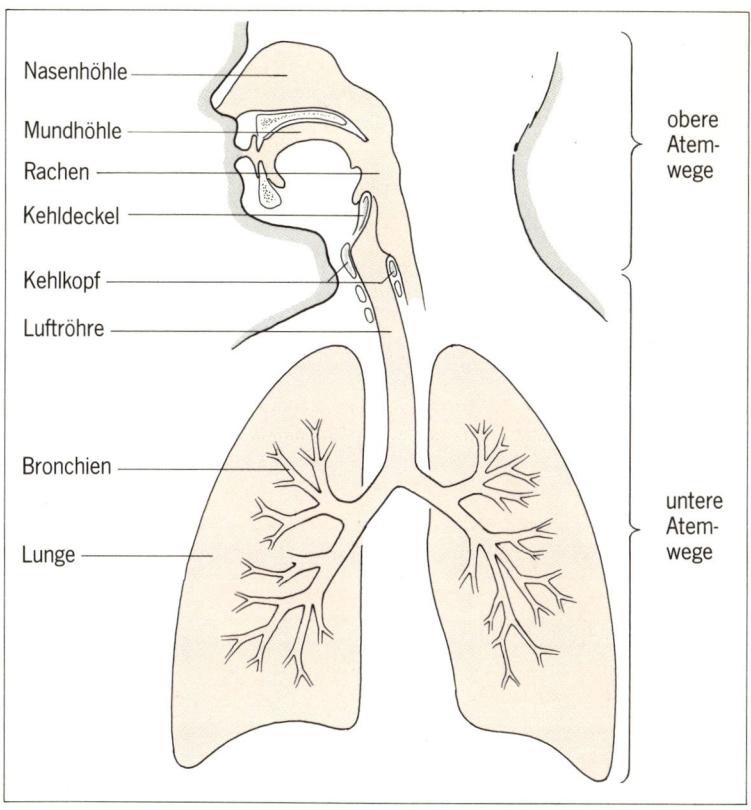

Nasenhöhle

Mundhöhle

Rachen

Kehldeckel

Kehlkopf

Luftröhre

obere Atem- wege

Bronchien

Lunge

untere Atem- wege

Abb. 3   Obere und untere Atemwege

Die Nasenatmung ist der Mundatmung vorzuziehen:

Die Außenluft wird durch den besonderen Bau des Naseninneren gereinigt, befeuchtet und erwärmt. Die Nasenmuscheln vergrößern die Schleimhautoberfläche erheblich. Zudem bestehen direkte reflektorische Beziehungen zur Funktion des Zwerchfells und der Lungen. Ihre Tätigkeiten werden durch die Nasenatmung gefördert – auch die Tiefatmung (Abb. 3). Die Mundatmung dagegen verleitet zur Hochatmung.

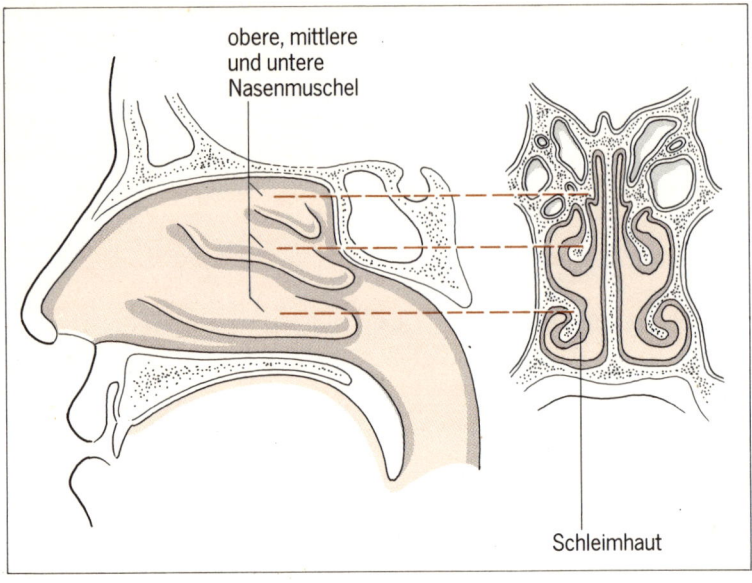

obere, mittlere
und untere
Nasenmuschel

Schleimhaut

Abb. 4   Das Innere der Nase

Der Nasenraum kann durch das Gaumensegel vom Mundraum abgeschlossen werden. Es spannt sich zwischen den seitlichen Rachenwänden aus und trägt in der Mitte das Zäpfchen. Z. B. muß beim Pusten oder beim Aufblasen eines Luftballons die Nase gegen den Mundraum abgedichtet sein (Abb. 4).

≡ Der Kehlkopf – Bau und Funktion

Eigentlich ist der Kehlkopf die oberste Spange der Luftröhre. Dies erklärt seine ursprüngliche Funktion: Trennung zwischen Luft- und Speiseweg und gleichzeitig Schutzorgan vor eindringenden Fremdkörpern. Die Stimmbildung ist eine sekundäre Erscheinung (Abb. 5, S. 24).

Das Kehlkopfgerüst besteht aus
– Kehldeckel
– Schildknorpel
– Ringknorpel

Im Inneren des Kehlkopfes:
– Taschenfalten
– Ventrikel
– Stimmlippen
– Stellknorpel

Äußere Kehlkopfmuskeln
Der Stimmlippenspanner (Musculus cricothyroideus) bewirkt den Kippmechanismus zwischen Schild- und Ringknorpel und erlaubt dadurch Spannungs- und Längenveränderungen der Stimmlippen-Muskulatur. Der Kehlkopf ist federnd an der äußeren Kehlkopfmuskulatur zwischen Zungen- und Brustbein aufgehängt (Musculus sternothyroideus, Musculus hyothyroideus).

Innere Kehlkopfmuskeln
Sie bestehen aus dem Musculus vocalis und mehreren kleinen Muskeln, von denen nur ein einziger für die Öffnung der Stimmritze zuständig ist (Musculus thyroarytaenoideus posterior [Posticus]).

Nervenversorgung der Kehlkopfmuskeln
Alle inneren Muskeln erhalten ihre Erregungsimpulse aus einem Ast des Nervus vagus. Dieser gehört zum sogenannten autonomen Nervensystem, das vegetative Funktionen steuert (z. B. Herz- und Darmtätigkeit, Reaktionen der Blutgefäße und der Schleimdrüsen). Der Nervenast heißt Nervus laryngeus inferior oder Recurrens (= der Rückläufige). In der Entwicklungsgeschichte steigt er aus dem Halsbe-

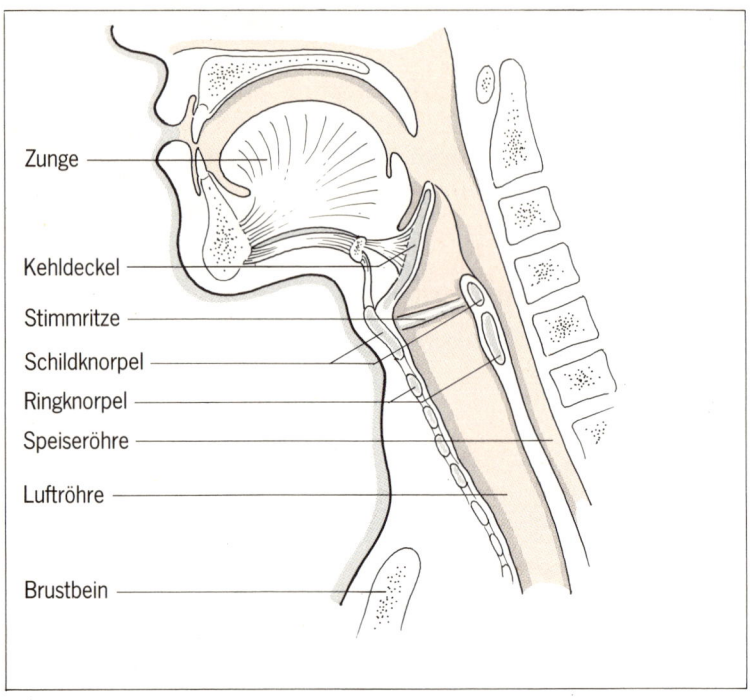

Zunge

Kehldeckel

Stimmritze

Schildknorpel

Ringknorpel

Speiseröhre

Luftröhre

Brustbein

Abb. 5   Längsschnitt durch den Hals

reich in den oberen Brustbereich hinab und läuft dann bogenförmig
wieder zum Kehlkopf. Dieser Nerv versorgt alle inneren Kehlkopfmuskeln, also die Stimmritzenschließer und den einzelnen Stimmritzen-
öffner.

Die lange äußere Kehlkopfmuskulatur wird aus Nervenästen
der oberen Halssegmente innerviert (Abb. 6).

Der Stimmlippenspanner (Musculus cricothyroideus) erhält
seine Impulse aus einem weiteren Ast des Nervus vagus, aus dem
Nervus laryngeus superior. Er innerviert außerdem den Taschenfaltenmuskel (Musculus ventricularis). Ein sensibler Ast dieses Nerven ist für
die Gefühlsempfindung der oberen Kehlkopfhälfte bis zur Stimmlippenebene verantwortlich (Reflex bei eindringenden Fremdkörpern).

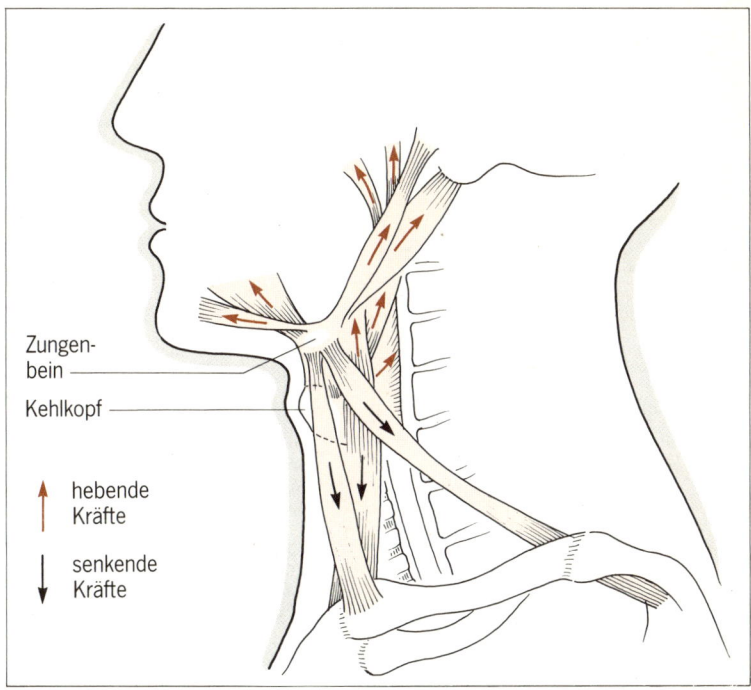

Zungen-
bein

Kehlkopf

hebende
Kräfte

senkende
Kräfte

Abb. 6   Die äußere Kehlkopfmuskulatur

Der Kehldeckel ist beweglich. Er steht beim Atmen und Sprechen schräg nach oben offen. Beim Schlucken senkt er sich über den
gleichzeitig höhertretenden Kehlkopf und verteilt den Speisebrei nach
beiden Seiten. Er verschließt dabei den Kehlkopfeingang nicht wie ein
Deckel den Topf. Die eigentliche Schutzfunktion der Luftröhre haben
Stimmlippen und Taschenfalten. Ihr reflexartiger Verschluß führt zu
dem bekannten Hustenanfall beim Verschlucken (Abb. 7, S. 26).

(Übrigens erstickt ein Ertrinkender infolge dieses Reflexes.)

Der Schildknorpel hat eine schiffartige Struktur. Sein »Bug«
läßt sich – besonders beim Mann – als Adamsapfel tasten. Er
umschließt Taschenfalten und Stimmlippen. Der Schildknorpel ist
gelenkig mit dem Ringknorpel verbunden, an den sich die Luftröhre
anschließt.

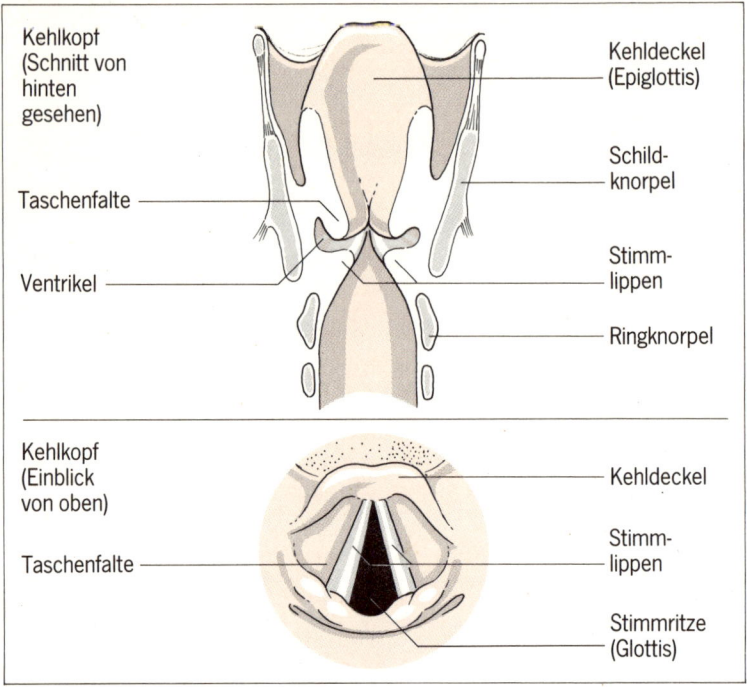

Kehlkopf
(Schnitt von
hinten
gesehen)

Taschenfalte

Ventrikel

Kehldeckel
(Epiglottis)

Schild-
knorpel

Stimm-
lippen

Ringknorpel

Kehlkopf
(Einblick
von oben)

Taschenfalte

Kehldeckel

Stimm-
lippen

Stimmritze
(Glottis)

Abb. 7   Der Bau des Kehlkopfes

Im Inneren des Schildknorpels spannen sich die Stimmlippen in Längsrichtung (Musculus vocalis). Vorne sind sie zusammengewachsen; hinten setzen sie an den dreiecksförmigen Stell-(Ary-)Knorpeln an. Diese sind dreidimensional beweglich – auf einer Gelenkfläche des hinteren Ringknorpelbogens.

Die Bezeichnung Stimmlippen trifft ihre Funktion genauer als der Ausdruck Stimmbänder. Sie bestehen aus aktiver Muskulatur wie die Lippen des Mundes (Abb. 8).

Die Länge der Stimmlippen beträgt bei Männern 15−20 mm, bei Frauen 11−15 mm. Der Spalt zwischen den Stimmlippen heißt Stimmritze (Glottis).

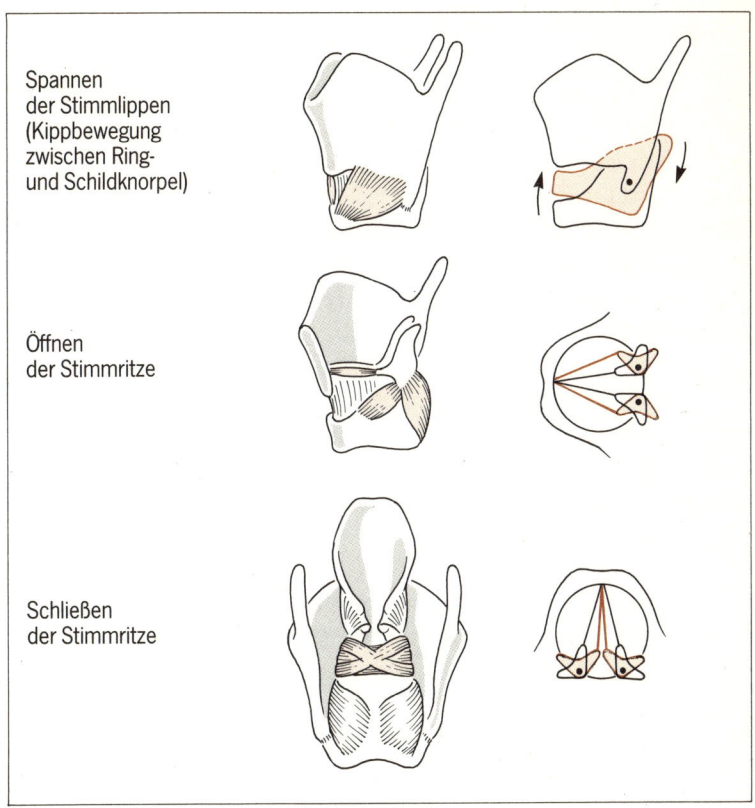

Spannen
der Stimmlippen
(Kippbewegung
zwischen Ring-
und Schildknorpel)

Öffnen
der Stimmritze

Schließen
der Stimmritze

Abb. 8   Atem- und Stimmfunktion

Einige Millimeter oberhalb der Stimmlippen verlaufen in gleicher Richtung zwei weitere Muskelwülste: Die Taschenfalten (älterer Ausdruck: Taschenbänder). Zwischen Taschenfalten und Stimmlippen stülpt sich eine kleine, lufthaltige Schleimhauttasche aus, der Ventrikel (Recessus Morgagni).

Bei der Einatmung öffnen sich die Stimmlippen durch Auswärtsdrehen der Stellknorpel. Dadurch entsteht eine 3- bis 5eckige Öffnungsfigur. Während der Ausatmung ändert sich diese Stellung geringfügig.

══ Stimmerzeugung

Die übliche Stimmproduktion erfolgt während der Ausatmungsphase. Dazu müssen sich die Stimmlippen parallel aneinanderlegen. Der Luftstrom versetzt sie in Schwingungen. Durch den Anblasedruck wird ihr Kontakt gesprengt, den sie gleich danach wieder aufnehmen. Diese regelmäßigen Öffnungs- und Schließungsbewegungen erzeugen den sogenannten primären Kehlkopfton. Stimme entsteht also durch die Unterbrechung des Luftstromes infolge der Stimmlippenvibrationen (Tongenerator).

Die Sprengung der geschlossenen Stimmlippen erfordert einen bestimmten Luftdruck, der an der Unterfläche der Stimmlippen seine größte Wirkung hat (subglottischer Druck). Er wechselt in Abhängigkeit von Tonhöhe und Lautstärke zwischen minimal 3 cm Wassersäule und maximal 70 cm H_2O.

Wichtig zur Stimmerzeugung ist weiter die Luftmenge, die durch den Glottisspalt strömt (Strömungsrate). Sie schwankt zwischen 50 cm^3/sec und 600 cm^3/sec.

Der Quotient aus Druck und Strömungsrate ergibt den glottischen Widerstand (R) – $R = \dfrac{Ps}{v}$.

Bei gleichbleibendem Anblasedruck verringert eine enge Stimmritze die durchströmende Luftmenge. Umgekehrt wird bei geringem glottischen Widerstand die Strömungsrate größer.

Eine optimale Stimmgebung wird erreicht, wenn der Glottiswiderstand gleichbleibt und Druck und Strömungsrate sich erhöhen.

Für die Stimmritze gelten die Stromlinien-Gesetze nach BERNOULLI, nach denen an Engstellen eine Sogwirkung auf die seitliche Wand entsteht bei gleichzeitiger Erhöhung der Fließgeschwindigkeit. Die Stimmlippen werden also vom Luftstrom nicht nur auseinandergetrieben, sondern auch wieder angesaugt. Diese Grundvibration wird durch aktive Muskelkräfte verändert: So entstehen unterschiedliche Tonhöhen und Lautstärken (myoelastisch-aerodynamische Theorie).

Die Stimmlippen schwingen nicht ausschließlich in vertikaler Richtung, sondern bilden eine elliptische Form. Dabei verhalten sich Muskelkörper und Schleimhaut unterschiedlich. Die Ellipse wird von der Muskulatur gebildet (Grundbewegung). Der Schleimhautüberzug schwingt wellenförmig auf dem Stimmuskel, wie ein Tuch, das über die Tischkante hin- und hergezogen wird (Randkantenverschiebung). Die Schwingungsweiten der Stimmlippen-Muskulatur (Amplituden) erhöhen sich mit zunehmender Lautstärke, ebenso bei tiefen Tönen.

Die Anzahl der Schwingungen/sec ergibt die Tonhöhe (Frequenz). Mit ansteigender Frequenz verlängert sich die Stimmlippen-Muskulatur und verringert sich die Schwingungsweite. Es erhöht sich die Gesamtspannung. Gleichzeitig wird der Schildknorpel gegen den Ringknorpel nach hinten gekippt durch Anspannen des Musculus cricothyreoideus. Darüber hinaus beteiligen sich alle am Kehlkopf angreifenden Muskeln.

Der primäre Kehlkopfton erhält seine individuelle, charakteristische Klangfarbe durch unterschiedliche Ansatzräume (sogenanntes Ansatzrohr).

Der Ansatzraum umfaßt den Rachenbereich oberhalb des Kehlkopfes, die Form der Mundhöhle und die Zungenlage darin. Verschiedene Stellungen in diesem Bereich formen den Grundton. Der Schall bricht sich an diesen Strukturen, und es entsteht die Resonanz. Hierfür sind auch die Nasenräume und die Stellung des Gaumensegels von Bedeutung. Die Formung des Primärtones bestimmt die sogenannten Formanten. Sie sind Teiltöne des Grundtones, die zu ihm in einem ganzzahligen Verhältnis stehen. Jeder stimmhafte Laut hat seinen besonderen Formantbereich. Resonanz und Teiltonspektrum schaffen den Individualklang. Nur dadurch wird es möglich, einzelne Stimmen voneinander zu unterscheiden. Die Stimme ist zusammen mit der Artikulation (Bildung der Laute) Träger der Sprache.

Untersuchungen beim Arzt

Ein Patient mit dem Symptom »Heiserkeit« wird zunächst seinen Hausarzt aufsuchen. Dieser kann Heiserkeiten behandeln, die im Rahmen einer Erkältung, bei Husten oder Grippe entstehen. Wenn die Stimme aber nach 3 Wochen immer noch heiser ist, sollte die Überweisung zum Facharzt erfolgen.

Eine Heiserkeit, die länger als 3 Wochen besteht, bedarf einer fachärztlichen Untersuchung.

Diese wird von einem Facharzt für Hals-Nasen-Ohren-Heilkunde vorgenommen. In vielen Fällen wird dieser lediglich einen geringen oder gar keinen krankhaften Organbefund feststellen. Die Heiserkeit bleibt aber bestehen. Jetzt ist die Überweisung zu einem Spezialisten sinnvoll. Hierbei handelt es sich um den Facharzt für Phoniatrie und Pädaudiologie. Er ist zuständig für Störungen der Stimme, der Sprache und des Sprechens sowie für Hörstörungen bei Kindern (diese Kombination entsteht aus der Tatsache, daß bei Schwerhörigkeit in der Kindheit Sprech- und Sprachentwicklungsverzögerungen die Folge sind). Dieser Arzt nennt sich Phoniater. Geeignet ist auch ein HNO-Facharzt mit der Zusatzbezeichnung: Stimm- und Sprachstörungen.

Die Patienten mit Heiserkeit haben immer einen Anspruch darauf, daß ihre Beschwerden ernstgenommen werden. Alle diagnostischen Möglichkeiten sind auszuschöpfen, um Ursache und Entstehungsmechanismen der Stimmstörung zu ergründen. In vielen Fällen können therapeutische Maßnahmen Beschwerdefreiheit erzielen.

≡ Arzt-Patient-Gespräch

Vor jeder Untersuchung steht das Gespräch zwischen Patient und Arzt, das bei Stimmgestörten mehr als bei anderen Krankheiten zur Diagnose beiträgt.

Durch das intensive Gespräch werden Erkenntnisse über die Art der Stimmstörung, deren Häufigkeit und Dauer gewonnen. Der Leidensdruck und die daraus entstehenden Folgen für die Kommunikation offenbaren sich. Das Umfeld in Beruf, Familie und sozialer Integration wird deutlich, ebenso psychische Aspekte, seien sie Auslöser oder Folge der Stimmstörung.

Hinzu kommen Fragen nach der Lebensgestaltung, nach Gebrauch oder Mißbrauch von Genußmitteln, nach der Einnahme von Medikamenten und durchgemachten Erkrankungen oder Operationen. Überempfindlichkeiten oder Allergien werden angesprochen. Wird die Stimme in der Freizeit übermäßig belastet? Durch Mitsingen in einem Chor, Vortragstätigkeit oder Umgang mit hörgestörten Familienmitgliedern?

≡ Untersuchungen beim Stimm-Arzt

Bestandteil jeder Untersuchung eines Stimmgestörten ist die Beurteilung von Ohren, Nase, Mundraum und Hals.

Der Kehlkopf läßt sich nur mit Hilfsmitteln einsehen (Abb. 9):

- Dazu wird der Kehlkopfspiegel verwendet, der ein indirektes Abbild der Organstrukturen liefert (= indirekte Laryngoskopie).
- Zunehmend wird ein anderes optisches Gerät eingesetzt, die Lupenoptik. Sie besteht aus einem Metallstab, der an seinem vorderen Ende eine um 90° abgewinkelte, beleuchtete Linse trägt. Hierdurch wird ein Vergrößerungseffekt erzielt (Lupen-Laryngoskopie).

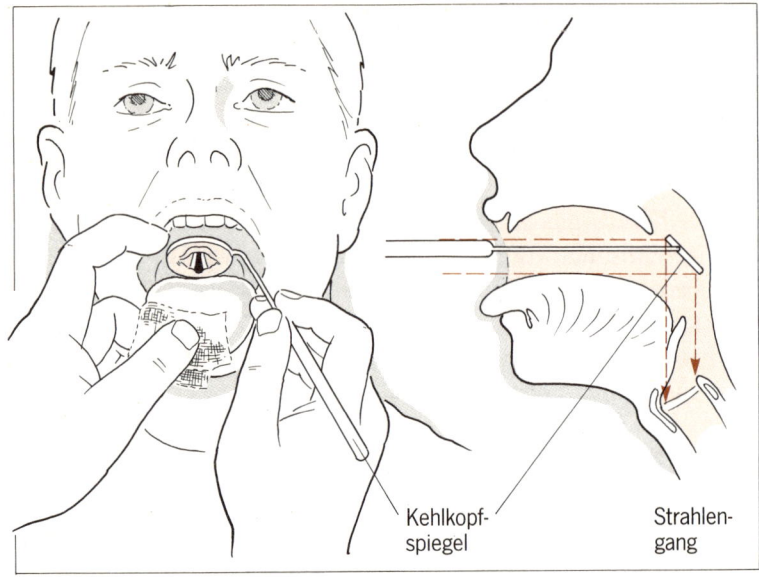

Abb. 9   Indirekte Laryngoskopie mit dem Spiegel

— Einen besseren räumlichen Eindruck der Kehlkopfstrukturen
   und weitere Vergrößerungsmöglichkeiten erlaubt der Einsatz
   des Mikroskopes bei der Spiegeluntersuchung (indirekte Mi-
   krolaryngoskopie).

Nicht selten sind gerade stimmgestörte Patienten sehr berüh-
rungsempfindlich im Rachen und neigen zu reflektorischem Würgen.
Hier bewährt sich der Einsatz eines Sprays, der die Schleimhaut
unempfindlich macht.

Während es bei den bisher aufgezählten Untersuchungsmethoden erforderlich ist, daß der Arzt die vorgestreckte Zunge des Patienten
festhält, ist es mit einer neueren Technik möglich, den Kehlkopf auch
bei geschlossenen Lippen und während des Sprechens und Singens zu
beobachten:

— Die Untersuchung mit einer dünnen, beweglichen Fiberglasop-
   tik (direkte Laryngoskopie).

Das Instrument wird durch ein Nasenloch eingeführt und entlang der Rachenstrukturen bis dicht oberhalb des Kehlkopfes geschoben. Mit dieser Möglichkeit lassen sich auch die Funktionen des Gaumensegels beurteilen sowie mögliche Ursachen des Schnarchens.

Mit diesen technischen Hilfsmitteln erkennt der Arzt die Anatomie des Kehlkopfes und seiner Umgebung. Vor allem achtet er auf Form, Farbe und Struktur der Stimmlippen wie deren Stellungswechsel bei Atmung und Stimmgebung. Die Untersuchung erlaubt auch Aussagen über eventuell angeborene Anomalien oder Asymmetrien.

Besondere Bedeutung hat die Feststellung organischer Veränderungen an Stimmlippen und Kehlkopf, wie z. B. Entzündungen, gutoder bösartiger Verdickungen.

Stroboskopie

Diese Untersuchungsart ist die wichtigste Methode zur Beurteilung der Einzelheiten des Schwingungsverhaltens der Stimmlippen. Sie erfordert eine besondere apparative Einrichtung, mit deren Hilfe die Feinbewegungen der Stimmlippen während der Stimmgebung im Zeitlupeneffekt dargestellt werden können. Ein Kehlkopfmikrophon koppelt die Frequenz der Stimmlippen mit der Lichtblitzfrequenz, die das Gerät erzeugt.

Zu erkennen sind
– die Schwingungsweite (Amplitude)
– die Schwingungsform (Randkantenverschiebung)
– Gleichseitigkeit und
– Gleichzeitigkeit der Feinbewegungen
– Regelmäßigkeit der Schwingungen
– der Glottisschluß.

Diese Untersuchung ist bis heute die beste Möglichkeit zur Diagnose funktioneller Stimmstörungen.

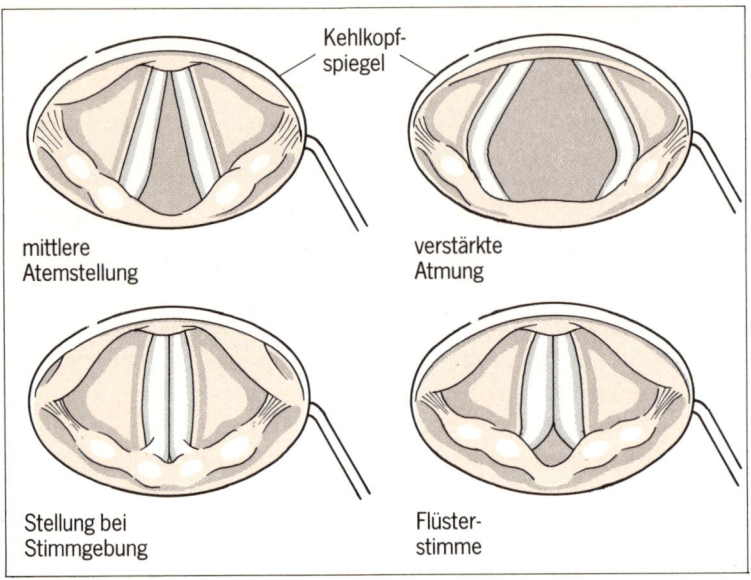

Abb. 10   Die Spiegeluntersuchung

Die technische Entwicklung erlaubt schon seit Jahren die Darstellung der genannten Untersuchungsmethoden mit Videotechnik und die Speicherung der gewonnenen Daten.

Stimmstatus

Weitere stimmliche Leistungen müssen erfaßt werden, um zu einer genauen Diagnose zu gelangen.

Stimmklang (krächzend, hauchig, kratzend, dünn, resonanzarm usw.)

Mittlere Sprechstimmlage
Sie wird beim Reihensprechen (z. B. Zählen) bestimmt mit Hilfe eines Tasteninstruments oder des Kehlkopfmikrophons. Sie liegt normalerweise im unteren Drittel des individuellen Stimmumfangs.
Bei Männern zwischen G und d
Bei Frauen zwischen g und d^1.

Stimmumfang
Singen der Tonleiter vom tiefsten bis zum höchsten, erreichbaren Ton.
Die gesunde Stimme verfügt über 1½ bis 2 Oktaven.

Stimmeinsatz
bedeutet den ersten klanglichen Eindruck bei Einsetzen einer Lautäußerung.
3 Arten sind zu unterscheiden:
weich – hart – verhaucht.

Stimmansatz
Verhältnis von Stellung der Artikulationsorgane zum Kehlkopf.
Er kann vorne oder hinten liegen und bestimmt die Formantbereiche (Tragfähigkeit der Stimme).
Der gute Stimmansatz liegt vorne.

Tonhaltedauer
Ein Vokal wird in einer bestimmten Tonhöhe solange wie möglich ausgehalten.
Die Normalwerte für Männer liegen bei 25 sec,
für Frauen bei 17 sec.

Schwelltonvermögen
An- und Abschwellen eines Tones bei gleichbleibender Höhe.

Artikulation
Beurteilung der Öffnungsweite des Unterkiefers, der Lippen- und Zungenbewegungen während des Sprechens. Abschluß oder Öffnung des Nasenraumes gegen den Mundraum durch das Gaumensegel (Nasalität).

Vitalkapazität
Messung des Ausatemvolumens gegen definierten Widerstand.
Die Normwerte betragen beim Mann: 3–5 l
bei der Frau: 2–4 l

Atemtyp

Beobachtung von Hochatmung, Brustatmung, Bauchatmung. Stimmgebung beim Einatmen (inspiratorisches Sprechen). Die gute Atmung besteht aus Brust- und Bauchatmung (Zwerchfellflanken-Atmung, Tiefatmung).

Muskelverspannungen

Zu registrieren sind Verkrampfungen im Bereich der Gesichts- und Halsmuskulatur, aber auch der gesamten Körpermuskeln.

Kehlkopfstand und -bewegungen

Das Kehlkopfgerüst macht geringe Aufwärtsbewegungen beim Höhersingen und während der Aussprache von gutturalen Konsonanten (g, k, ch). Es bewegt sich abwärts beim Tiefersingen und der Artikulation dunkler Vokale (o, u).

Gutzmannsche Druckprobe

Während der Patient einen Ton anhält, wird von vorne der Schildknorpel leicht nach unten gedrückt und plötzlich losgelassen. Die Tonhöhe sinkt beim Drücken etwas ab und steigt nach dem Loslassen sprunghaft um einige Halbtöne an. Eine gesunde Stimme erreicht nach kurzer Zeit den Ausgangston. Die Druckprobe ist ein Maß für die Rückstellkräfte der äußeren und inneren Kehlkopfmuskulatur.

Lombard-Versuch

Er besteht in doppelseitiger Vertäubung des Patienten beim Reihensprechen (Zählen, Sprechen der Wochentage oder Monatsnamen). Ausschlaggebend ist ein geringer (normal) oder erheblicher Anstieg der Sprechtonhöhe, weniger eine Veränderung der Stimmqualität.

Stimmfeld-Messung

Die Meßwerte eines Tones möglichst geringer und größtmöglicher Lautstärke über den Stimmumfang werden in ein Diagramm eingetragen, dessen Kenngrößen Lautstärke und Tonhöhe sind.

Aus dem Umfang + der Fläche des Stimmfeldes lassen sich Rückschlüsse auf die Leistungsfähigkeit einer Stimme ziehen.

Register und Übergänge
Register sind eine Tonreihe gleichen Stimmklangs, die durch die Stimmlippenschwingungen und die Einstellung des Ansatz-rohres erzeugt wird. Die Übergänge zwischen den Registern können fließend (normal) oder brechend sein. Unterschieden werden: Brust-, Mittel-, Kopfregister.
In hohen Frequenzen: Falsett- und Pfeifregister.

Stimmgattung
ist die Einordnung der Gesangstimme in verschiedene Klassen. Sie orientiert sich vor allem an gesangspädagogischen Krite-rien und an traditioneller Gesangsliteratur.
Der Stimmarzt kann mit folgenden Gesichtspunkten zu einer Einschätzung beitragen:
– Stimmlippenlänge
– Kehlkopfgröße
– Körpergröße und Gewicht
– Stimmumfang
– mittlere Sprechtonlage
– Stimm-Timbre (Klangfarbe).
Unterschieden werden:
Frauen: Alt, Mezzo, Sopran.
Männer: Baß, Bariton, Tenor, Altus.

Abschließend sei zu den Untersuchungsmethoden bemerkt, daß aufwendigere apparative Verfahren unerwähnt bleiben, um sich auf das Wichtigste und in der Praxis Gebräuchlichste zu beschränken.

Krankheitsbilder

Das erste Symptom einer kranken Stimme ist die Heiserkeit. Deshalb sollte jede Heiserkeit, die länger als 3 Wochen besteht, durch eine HNO-fachärztliche Untersuchung abgeklärt werden.

Heiserkeit bedeutet zunächst einmal einen unklaren Stimmklang. Ursachen dafür können Gewebsveränderungen an den Stimmlippen sein wie Schwellung, Flüssigkeitseinlagerung, umschriebene Gewebeveränderung, aber auch Bewegungseinschränkung. In diesen Fällen – wenn mit der Kehlkopfuntersuchung eine Veränderung festzustellen ist – wird von organischen Stimmstörungen gesprochen.

Es gibt aber auch Heiserkeit ohne auffälligen Befund im Kehlkopfspiegelbild: Dabei handelt es sich um funktionelle Stimmstörungen. Ihre Ursache kann nur mit weitergehenden Untersuchungen geklärt werden – am besten durch einen HNO-Arzt mit der Zusatzbezeichnung Stimm- und Sprachstörungen oder durch einen Phoniater, der besonders ausgebildet ist für die Diagnostik derartiger Funktionsstörungen der Stimme.

Heiserkeit ist ein allgemeiner Überbegriff für Unreinheiten im Stimmklang. Der Patient schildert oft sehr genau die begleitenden Symptome. So empfindet er seine Stimme als belegt, kratzend, rauh. Er spürt Schleimansammlung im Rachen und Kehlkopf, die ihn zum Räuspern zwingt. Aber auch Trockenheit wird angegeben, ein Gefühl wie ein Reibeisen im Hals.

Sehr häufig ist der Eindruck, als ob ein kloßartiges Gebilde in der Kehle sitze. Diese Mißempfindung hat viele Varianten und reicht von haarartigen Gebilden bis zu der Besorgnis, der Hals werde enger und enger. Typisch dabei ist, daß dies Fremdkörpergefühl beim Leerschlucken (Schlucken von Speichel) vorhanden ist, nicht aber während des Essens und Trinkens.

≡ **Funktionelle Stimmstörungen**

Funktionelle Dysphonien (Stimmstörungen) sind Krankheiten der Stimme, die durch die Störung des Stimmklanges und eine Einschränkung der stimmlichen Leistungsfähigkeit gekennzeichnet sind. Organische Veränderungen an den anatomischen Strukturen sind nicht erkennbar.

Die allgemeinen Ursachen einer funktionellen Stimmstörung können sein:

– **anlagebedingte Stimmstörung (konstitutionell)**
Es gibt familiär gehäuft auftretende Dysphonien, bei denen die stimmliche Leistungsfähigkeit eingeschränkt ist. Die Qualität der Sprech- oder Singstimme ist dauernd oder nach Belastung herabgesetzt.

– **übermäßiger oder unzweckmäßiger Stimmgebrauch (habituell)**
Die Stimme wird gewohnheitsmäßig ungünstig eingesetzt. Hierbei spielen berufliche Bedingungen eine wichtige Rolle, aber auch andere äußere Einflüsse wie Lärmeinwirkung, Staub oder Hitze, Mitsingen in einem Chor, Freizeitgestaltung.
Die familiäre Situation wirkt auf die stimmliche Kommunikation ebenso ein wie Charakter und Temperament des Sprechers und seines Gesprächspartners.

– **herabgesetzte Leistungsfähigkeit im körperlichen und seelischen Bereich (konditionell-somato-psychisch)**
Schwere körperliche Erkrankungen, Krebsleiden, aber auch extreme Abmagerungskuren führen zu Schwäche und Erschöpfung. Auch das seelische Befinden leidet darunter – die Stimmung. Die Stimme ist ein feines Barometer derartiger Zustände. Sie reagiert empfindlich auf Spannungs- und Stimmungsschwankungen.

– **Änderungen der Befindlichkeit aufgrund seelischer Belastungen (psycho-somatisch/psycho-sozialer Streß)**
Viele Situationen wirken bedrückend auf den Menschen: Eine schwere Erkrankung des Ehepartners, finanzielle Sorgen, berufliche Belastungen. Aber auch konkrete Störungen der Kommunikation wie Beziehungskrisen, Vereinsamung, das Fehlen geistiger Anregungen, der Rückzug in sich selbst führen zu Störungen der Stimme.
Die Stimmstörung als Krisenvertonung.
Depressionen – besonders deren larvierte (verschleierte) Form – sind im Zunehmen.
Der sogenannte Streß (eigentlich distreß) durch Lärm, Umweltverschmutzung, Überflutung mit Informationen, das fehlende Gleichgewicht zwischen Arbeit und Ruhepausen bedrücken auch die Stimme.

– **unangemessene Verarbeitung seelischer Konflikte (Neurose)**
Sie läßt sich gegenüber Depressionen und psycho-sozialen Schwierigkeiten abgrenzen. Charakteristisch sind rasch wechselnde Stimmbeschwerden mit zahlreichen, hartnäckigen Mißempfindungen im Halsbereich.
Es verschlägt einem die Stimme. Das Herz schlägt bis zum Halse. Die Kehle ist wie zugeschnürt.
Es darf freilich nicht der Umkehrschluß gezogen werden, daß bei auftretenden Symptomen, wie sie in den täglichen Sprachgebrauch eingegangen sind, gleich eine Neurose vorliege.

Bei der Besprechung der einzelnen Störungsbilder wird nur schlagwortartig auf die Behandlung eingegangen. Eine Zusammenfassung der therapeutischen Grundsätze und Möglichkeiten folgt im Kapitel »Behandlung funktioneller Stimmstörungen« (s. S. 73).

Die hypofunktionelle Dysphonie

Sie bedeutet eine Unterspannung der Stimmlippenmuskulatur.

Die Stimme klingt verhaucht, hohl, leise und oft monoton. Ein Lautstärkesteigerungsvermögen fehlt. Die Belastbarkeit beim Sprechen und Singen ist gering. Die Stimme dringt nicht durch, hat wenig Tragfähigkeit. Oft ist die Störung morgens und abends besonders auffällig, während sie tagsüber weniger auftritt.

Die Patienten klagen darüber, daß sie schlecht verstanden werden, schnell ermüden und in einer Gesprächsrunde nicht zu Wort kommen – überhört werden. Sie können nicht über größere Distanz rufen. Räuspern ist ein häufiges Symptom, auch einmal kurzzeitiges Wegbleiben der Stimme – besonders zu Sprechbeginn, wenn z. B. der Telefonhörer abgenommen wird. Die Stimme springt nicht an.

An Mißempfindungen im Hals werden Schleimansammlung, Fremdkörper- und Kloßgefühl geschildert. Die Stimme läßt sich trotz Anstrengungsgefühl nicht steuern, klingt brüchig und kippend. Beim Singen fehlt es am Stimmumfang, und einzelne Töne werden schlechter getroffen.

Die gesamte Körperspannung ist oft schlaff. Die Atmung ist flach ohne genügend Einsatz des Zwerchfells mit geringem Anblasedruck. Beim Sprechen wird viel Luft verbraucht, so daß frühzeitig wieder eingeatmet werden muß.

Die Ursachen dieser Störung können in schweren Erkrankungen liegen, sind oft auch Folge von Stimmlippenentzündungen mit späterem Spannungsverlust. Auch rasche Gewichtsabnahme kann zu derartiger Symptomatik führen. Am häufigsten ist die Grundhaltung des Patienten ausschlaggebend: Er reagiert eher introvertiert und neigt dazu, vieles in sich hineinzufressen. Die hypofunktionelle Dysphonie kommt überwiegend bei Männern vor. Schon die Größe des Kehlkopfes und die Länge der Stimmlippen disponieren sie dazu.

Diagnostisch zeigt die Untersuchung mit dem Kehlkopfspiegel eher flache und dünne Stimmlippen. Sie sind normal beweglich, blaß und reflektieren das Untersuchungslicht als breites Band.

In Stimmgebungsstellung fällt ein ovalärer Spalt zwischen den Stimmlippen auf. Er reicht über ihre gesamte Länge. Speichel sammelt sich rasch an verschiedenen Stellen des Randes und der Oberfläche an.

Mit dem *Stroboskop* sind die charakteristischen Einzelheiten erkennbar: Die Schwingungsweiten (Amplituden) der Stimmlippenmuskulatur sind erweitert und ungleichmäßig. Die Randkantenverschiebungen erhöhen sich auch schon bei geringer Stimmgebung und bleiben in höheren Frequenzen bestehen. Ein Glottisschluß kommt nur kurz oder unvollkommen zustande. Die Stimmlippen öffnen schnell wieder. Die Stimme setzt verhaucht ein.

Die Sprechtonhöhe ist meist tief, weil der Muskulatur Spannung für höhere Frequenzen fehlt (monotone Sprechmelodie).

Therapeutisch ist eine logopädische Übungsbehandlung angezeigt. Sie sollte Kompensationsmechanismen des supraglottischen Bereiches abbauen und einen Spannungszuwachs der Stimmlippenmuskulatur [durch Training] erreichen.

Die hyperfunktionelle Dysphonie

Sie bedeutet eine Überspannung der Stimmlippenmuskulatur.

Der Stimmklang ist scharf, kratzend, gepreßt. Die Lautstärke wird angehoben, ebenso die mittlere Sprechtonhöhe. Manchmal klingt die Stimme doppeltönig (diplophon). Sie ist morgens noch gut, verschlechtert sich aber im Laufe des Tages. Mitten im Satz kann sie kurz wegbleiben. Veränderungen der Lautstärke bereiten Schwierigkeiten. Der Stimmumfang ist eingeschränkt. Monoton klingt die Sprechstimme dennoch nicht. Leises Sprechen fällt schwer. Bei Belastung nimmt die Heiserkeit schnell zu. Die Patienten klagen über Halskratzen und Reizerscheinungen bis hin zu trockenen Hustenanfällen, die sie am

Weitersprechen hindern. Sie können die Lautstärke nur noch unwesentlich steigern.

Ihre Stimme wird von der Umgebung als unangenehm und kreischend empfunden. Besteht die Störung jedoch längere Zeit, wirkt die Stimme wie abgeschnürt und flacher. Das Symptom entsteht unbewußt dadurch, daß eine vermeintliche Schonstimme benutzt wird.

Der Körper wird verspannt, Halsmuskeln und Halsvenen werden sichtbar; die Atmung ist gestaut, gegen Satzende wird nach Luft geschnappt.

Unter dieser Störung leiden Menschen, die impulsiv und temperamentvoll sind. Sie sind eher mitteilsam als verschlossen.

Eine hyperfunktionelle Dysphonie kann auch im Anschluß an eine Kehlkopfentzündung entstehen, wenn die Stimme zu früh wieder belastet wird oder die unter der Erkrankung entwickelte Kehlkopfspannung weiter steigt. Das Störungsbild betrifft vor allem Frauen. Auch spielt die Kehlkopfgröße und die Länge der Stimmlippen eine Rolle.

Die *Diagnostik* zeigt bei der Spiegeluntersuchung eher dicke Stimmlippen mit etwas wulstigen Rändern. Oft ist eine leichte Randstörung zu erkennen als Ausdruck einer vermehrten Durchblutung und erhöhter Druck- und Sogwirkungen (Arbeitshyperämie = Mehrdurchblutung). Die Schleimhautoberfläche trägt eine deutliche Gefäßzeichnung, und die Untersuchungsbeleuchtung spiegelt nur einen schmalen Reflex wider. Bei Stimmgebung ist kein oder nur ein ganz schmaler Spalt zwischen den Stimmlippen erkennbar. Häufig berühren sich die Stimmlippen nur an einer kleinen Stelle, am Übergang vom mittleren zum vorderen Stimmlippendrittel. Infolge der Brückenfunktion sammelt sich an dieser Stelle rasch schaumiger Speichel an.

Stroboskopisch sind die Amplituden (Schwingungsweite) verkürzt und relativ gleichmäßig. Bei ungleichseitigen Spannungen der Muskeln entsteht Doppeltönigkeit (Diplophonie). Die Schleimhautwelle (Randkantenverschiebungen) ist vermindert. Sie verändert sich auch bei lauter Stimmgebung oder in tiefen Frequenzen kaum. Die Zeit des Stimmlippenkontaktes ist verlängert (sogenannte Schließungszeit).

Die Stimmeinsätze sind hart. Oft ist ein knackendes Geräusch bei Vokalen zu Wortbeginn hörbar (Glottisschlag). Die Sprechtonhöhe liegt in der Regel zu hoch; die Stimme wird zu laut eingesetzt, auch in ruhiger Umgebung. Die Tonhaltedauer ist extrem kurz, die Vitalkapazität infolge der gestauten Atmung erniedrigt.

Die hyperfunktionelle Dysphonie bildet die Grundlage für sekundär-organische Veränderungen an den Stimmlippen: Die Stimmlippenknötchen (s. S. 53).

Die Therapie besteht in einer logopädischen Übungsbehandlung. Sie sollte sich auf eine Ökonomie von Körperspannung, Atmung und Stimmgebung beziehen. Auf die Sprechgeschwindigkeit ist zu achten, auf die Länge der Sprechbögen, aber auch auf Sprechgewohnheiten wie zu lautes, zu hohes und zu häufiges Sprechen.

Funktionelle Aphonie

Sie bezeichnet den allmählichen oder plötzlichen Stimmverlust.

Die Stimme ist tonlos, d. h., es wird geflüstert. Die Stimmlosigkeit kommt plötzlich, seltener schwindet die schon leise, verhauchte oder auch kratzende, gepreßte Stimme allmählich dahin. In der Regel sind die spontanen Äußerungen wie Husten, Lachen oder das oft befreiende Weinen stimmhaft und relativ klar möglich.

Die Patienten strengen sich an, unter Einsatz der Atemhilfsmuskulatur, ihre Krankheit verständlich zu machen. Dabei sind sie erstaunlich wenig schockiert über das Ausbleiben ihrer Stimme. Das liegt nicht nur daran, daß sie dieses Symptom oft schon von früher kennen, sondern auch an psychisch bedingtem Hintergrund. Seltener ist es ein Schreckerlebnis, meist eine Situation zwischen zwei Stühlen, die Aphonie auslösen. Ein innerer Konflikt muß niedergehalten, darf nicht ausgesprochen werden. Die Stimmlosigkeit macht die Auseinandersetzung mit einer überfordernden Aufgabe unmöglich.

Bei weitem nicht jede Aphonie ist psychogen (hat eine seelische Ursache). Viele hyperfunktionelle Dysphonien haben in ihrem Verlauf Phasen von Stimmverlust, rein durch die stetig anwachsende Anspannung von Körper, Atmung und Stimmgebung. An diesem Störungsbild wird besonders deutlich, wie eng die Verflechtung zwischen Stimmung, Stimme, Spannung, Kommunikationsverhalten und Reaktionen der Umwelt sind.

Der diagnostizierende Arzt hört den Patienten zunächst einmal flüstern, aber stimmhaft räuspern und husten. Die *Spiegeluntersuchung* zeigt normale Stimmlippen-Schleimhaut. Die Bewegungen der Stimmlippen zur Atem- und Stimmgebungsstellung sind sehr unterschiedlich und können in Sekunden wechseln. Beim Phonationsversuch (Versuch, Stimme zu produzieren) klafft ein breiter Spalt zwischen den Stimmlippen – es kommt kein Ton zustande.

Eine stimmlose Stimme *kann nicht stroboskopiert* werden. Die Ablenkung durch die Spiegeluntersuchung kann allein schon einen tönenden Stimmklang hervorrufen; dann allerdings wird auch die Stroboskopie möglich, die meist recht geringe hyperfunktionelle Zeichen feststellt. Betroffen sind mehr Frauen als Männer.

Oft ist in der logopädischen Übungsbehandlung rasch wieder ein tönender Stimmklang zu erreichen – ausgehend von Spontanäußerungen wie Seufzen, Husten, Lachen.

Die übliche Forderung, daß der Arzt bei der ersten Untersuchung unbedingt stimmhaftes Sprechen erreichen muß, ist sehr theoretisch. Das Erreichen dieses Behandlungszieles ist abhängig von der Dauer und den Hintergründen der Stimmlosigkeit. Therapeutischer Ehrgeiz ist hier völlig fehl am Platze und bedrückt den Patienten oft zusätzlich unnötig.

In Einzelfällen wird eine psychiatrische oder psychotherapeutische Exploration und Behandlung in Frage kommen.

Die Taschenfaltenstimme

ist die Extremform einer supraglottischen (oberhalb der Stimmlippenebene) Hyperfunktion.

Die Stimme klingt sehr rauh und tief – wie die von Louis Armstrong. Sie ist in gewissen Grenzen modulationsfähig, sogar eine Art Singen ist möglich. Der Stimmklang ist resonanzarm und leise. Er dringt schlecht durch, hat wenig Tragfähigkeit.

Die Patienten empfinden Rauhigkeit im Hals, kitzelnde Mißempfindungen, Hustenreiz und das Gefühl, sich beim Sprechen sehr anstrengen zu müssen. Die Atmung ist gestaut, die Halsweichteile sind gebläht. Auf die Umgebung wirkt die Stimme unnatürlich, gepreßt, als ob eine chronische Halsentzündung vorläge. Die Ursachen dieser Stimmproduktion mit den »falschen Stimmbändern« (Taschenfalten, engl.: false vocal cords) sind einmal Preßfunktionen des Kehlkopfeingangsbereiches, um unbewußt eine primäre Stimmstörung in Stimmlippenebene zu kompensieren. Dieser Art der Stimmproduktion kann sowohl eine ursprüngliche hypofunktionelle als auch eine hyperfunktionelle Dysphonie zugrunde liegen. Die Symptomatik wird auch als Einbruch der primitiven Schutzfunktion des Kehlkopfes in die Stimmgebung bezeichnet (s. S. 25).

Die *Spiegeluntersuchung* zeigt, daß sich die Taschenfalten am vorderen Drittel berühren. Die Stimmlippen werden dadurch oft vollständig verdeckt. Besteht die Störung länger, nimmt der Taschenfaltenmuskel (Musculus ventricularis) an Dicke zu. Die Stimmlippen können keinen Kontakt mehr finden.

Stroboskopisch sind unregelmäßige Schleimhautwellen über den Taschenfalten zu erkennen, die durch die ausströmende Ausatemluft verursacht werden – ähnlich den Randkantenverschiebungen an den Stimmlippen.

Der Stimmeinsatz ist hart, die Sprechtonhöhe tief. Sie liegt dann bei Frauen im männlichen Bereich.

Meist ist das Störungsbild lange eingeschliffen. Die logopädische Behandlung ist langwierig und nicht immer von Erfolg gekrönt. Die Patienten haben »vergessen«, wie es sich anfühlt und anhört, mit den Stimmlippen zu sprechen. Nicht selten werden sie allein aufgrund der auffälligen Stimme zur Therapie geschickt, ohne daß besprochen ist, ob überhaupt der Wille besteht, am Zustand etwas zu ändern.

Eine mikrochirurgische Verkleinerung der Taschenfalten kommt nur in den Fällen in Betracht, bei denen organische Veränderungen eine Massenzunahme ausgelöst haben, wie z. B. Zunahme des Fettgewebes oder der Schleimdrüsen (glandulär-zystische Taschenfalten-Hyperplasie).

Die spastische Dysphonie

ist eine Sonderform der hyperfunktionellen Dysphonie.

Sie ist gekennzeichnet durch einen ächzenden, gequälten Stimmklang, der auch immer wieder unterbrochen wird. Es entsteht der Eindruck, als ob die Patienten sprechen, während sie eine schwere Last tragen. Teilweise klingt die Stimme auch meckernd. Früher wurde die Störung auch als »Stimmstottern« bezeichnet.

Die Patienten sprechen mit gequältem Gesichtsausdruck unter Aufbietung aller Muskelkräfte des Halses und der Atmung. Je nach Schweregrad der Störung ist die Singstimme ununterbrochen oder ebenfalls spastisch. Als Mißempfindungen werden Schmerzen, Stiche, Trockenheit im Kehlkopfbereich angegeben, auch Kloßgefühl und Enge.

Die Ursachen dieser eindrucksvollen Stimmstörung sind noch ungeklärt. In letzter Zeit werden Störungen in der Erregungsausbreitung von Nervenimpulsen auf die Muskulatur diskutiert. Die Erfahrung lehrt aber, daß rein psychosomatische Zusammenhänge eine spastische Dysphonie auslösen können. Die Symptome verstärken sich bei Erregung und innerer Unruhe. Eine neurotische Konfliktverarbeitung ist häufig. Auch hier wird die Diagnose zunächst mit dem Ohr gestellt.

Die *Spiegeluntersuchung* zeigt in Phonationsstellung krampf-
artige Auf- und Zu-Bewegungen der Stimmlippen (lat. Kloni = rhyth-
mische Kontraktionen). In Phasen längerer, ununterbrochener Stimmgebung bleibt ein durchgehender, feiner Glottisspalt offen. Die Taschenfalten werden unterschiedlich stark mit angespannt. Dann geraten die
gesamten inneren Kehlkopfstrukturen ins Zittern (Gerüsttremor).

Die Stimmeinsätze sind sehr hart und typisch spastisch. Die
Vokale klingen, als ob ein Hindernis überwunden werden müßte. Teilweise ist auch der Atemfluß so gestört, daß bei Messungen der Vitalkapazität ein rhythmisch unterbrochener Luftstrom produziert wird.

Die Störung ist sehr hartnäckig und entzieht sich meist sowohl
logopädischen als auch psychotherapeutischen Behandlungs-
ansätzen. Dennoch zeigen sich manche Besserungen bei einer
solchen Therapiekombination nach den Grundsätzen des psy-
cho-somatischen Vorgehens.

Unter dem Blickwinkel einer neurologisch verursachten Erre-
gungsausbreitungsstörung hat sich in den letzten Jahren ein
neuer Therapieansatz ergeben:

Das Gift des Erregers der Lebensmittelvergiftung (Botulinum
Toxin) wird in niedriger Dosierung in eine oder beide Stimmlippen gespritzt. Diese Injektion kann in Narkose erfolgen oder in
Oberflächenanästhesie indirekt durch den Mund oder direkt
von außen durch die Halshaut.

In der Regel wird eine störungsfreie Stimmgebung erreicht, die
etwa 3–4 Monate anhält. Dann ist eine erneute Injektion
erforderlich.

Die Erfahrungen mit dieser Methode reichen erst über einige
Jahre.

══ Mutationsstimmstörung

ist eine Störung des Stimmklanges, die in Zusammenhang mit dem Stimmwechsel (Mutation) steht.

Der Stimmwechsel vollzieht sich während der Pubertät. Am auffälligsten ist er beim männlichen Geschlecht, bei dem sich die Stimme während der körperlichen Reifung (Pubertät) um etwa 1 Oktave senkt (Alter: 12−15 Jahre. Dauer: 6 Monate bis zu 2 Jahren).

Auch beim weiblichen Geschlecht tritt ein Stimmwechsel ein, der aber akustisch nicht so auffällig ist. Die Stimme wird um etwa 1 Terz (3 Ganztöne) tiefer (Alter: 11−14 Jahre. Dauer: 3−9 Monate).

── *Mutationsstimmstörung beim männlichen Geschlecht*

Beschrieben werden ausschließlich funktionelle Störungen und nicht solche mit begleitenden Entwicklungs- und hormonellen Besonderheiten.

Die Mutationsstimmstörung kann nicht nur in der Zeit um den Stimmwechsel, sondern auch viele Jahre danach auffallen.

Die Stimme hat einen charakteristischen kippenden Klangcharakter. Unvermittelt wechseln tiefe mit hohen Frequenzen ab. Oft ist die Stimme zu Wortbeginn tief, um gleich darauf etwa 1 Oktave höher zu springen und dort zu bleiben. Der Gesamtklang der Stimme ist in tiefen Frequenzen kratzend und rauh, in hohen hauchig und dünn. In der Singstimme können einzelne Töne nicht getroffen und nicht ausgehalten werden. Die Ursachen liegen im psychischen Verarbeitungsbereich der Pubertät. Häufig liegt eine starke Mutterbindung vor, eine Ablehnung des väterlichen Elternteils und ganz allgemein Probleme mit der Übernahme der männlichen Rolle in all ihren Konsequenzen und damit auch eines tieferen Stimmklangs.

In der motorischen Feineinstellung der Kehlkopfmuskulatur (Kinästhetik) und der Hörkontrolle über die Stimme (audio-phonatori-

sche Rückkoppelung) wird unbewußt die vertraute Kinderstimme bei-
behalten. Auffällig häufig sind diese Männer auch unmusikalisch. Sie
bemerken nicht, ob sie gerade hoch oder tief gesprochen haben. Bei
Erwachsenen verliert sich der kippende Klangcharakter, und die
Stimme liegt ständig zu hoch, meist 4–5 Ganztöne, also keine volle
Oktave mehr.

Abgesehen vom charakteristischen Klangeindruck zeigt die
Spiegeluntersuchung während oder kurz nach der Mutationsphase
leicht gerötete, etwas aufgequollene Stimmlippen. Im hinteren Drittel
bleibt ein dreiecksförmiger Spalt offen, der als »Mutationsdreieck«
bezeichnet wird. In den vorderen zwei Dritteln schließen die Stimmlippen unterschiedlich, je nach Höhe der Stimme. Im Erwachsenenalter
fehlen Schleimhautveränderungen und das offene Dreieck.

Stroboskopisch ergibt sich ein wechselndes Schwingungsverhalten: Phasen tiefer Stimmgebung sind durch weite, wechselnde
Amplituden und erhöhte Randkantenverschiebungen gekennzeichnet.
Das Gegenteil wird in hohen Frequenzen beobachtet, wobei die
Taschenfalten zusätzlich einspringen. Auf den Stimmlippen entsteht
der Eindruck einer »unruhigen Wasseroberfläche«. Die Stimmeinsätze
sind immer hart.

Die Störung wird häufig auch als Mutationsfistelstimme
bezeichnet. Dies sollte Fällen vorbehalten bleiben, bei denen die Stimmhöhe noch oberhalb der ursprünglichen Kinderstimme liegt.

Zu unterscheiden sind nach Dauer und Auftreten der Störung:
verspätete, unvollständige und verlängerte Mutation.

Die logopädische Therapie ist die Methode der Wahl. Wichtig
dabei ist ein Hörtraining (Akupädie). Dies bezieht sich nicht
auf die Hörleistung als solche, sondern auf die Verarbeitung
der Höreindrücke, auf die Wahrnehmung unterschiedlicher
Stimmklänge, Höhen und Tiefen. Auch hier können Spontanäußerungen wie Husten und Stöhnen zum Therapieeinstieg
verwendet werden. Der Patient soll lernen, tiefe Anteile in
seiner Stimme zuzulassen. Oft besteht eine innere Ablehnung
dagegen.

Die mutige Verwendung der »neuen« Stimme in Familie und sozialem Umfeld ist wichtig. Ganz selten sind schwerwiegende innere Konflikte, die zusätzliche Psychotherapie notwendig machen.

Mutationsstimmstörung beim weiblichen Geschlecht

Die Stimme ist verhaucht, kratzend, diskret kippend. Charakteristisch ist die geringe Belastbarkeit beim Sprechen und Singen und die Angabe der Patientinnen unter ständigen »Erkältungen« und Halsaffektionen zu leiden. Die Stimme läßt sich schlecht steuern, sie bricht oft weg oder kippt unkontrolliert nach oben. Auf die Umgebung wirkt eine solche Frauenstimme unsicher und schwach.

Die Ursache kann auch hier in Schwierigkeiten mit der Identifikation der Patientin als Frau liegen. Sie weiß noch nicht so recht, wo sie hingehört – die Stimme auch nicht. Typischerweise kommt die Störung erst bei Stimmbelastungen zum Vorschein. Ohne sie klingt sie hauchig und etwas kindlich.

Die *Spiegeluntersuchung* läßt glasige Stimmlippen erkennen. Im hinteren Glottisabschnitt bleibt ein breiter, dreieckiger Spalt offen, dessen Spitze oft bis zum mittleren und vorderen Drittel reicht.

Stroboskopisch ist eine Unterspannung der Stimmlippenmuskulatur typisch. Die Amplituden sind weit und wechselnd mit sogenannten Frequenzwechselperioden. Die Randkantenverschiebungen können vermindert sein als Ausdruck einer hyperfunktionellen Kompensation.

Die Stimmeinsätze sind verhaucht und unsauber. Der Stimmumfang ist immer eingeschränkt, vor allem in die Tiefe.

Die logopädische Behandlung kann eine Senkung der mittleren Sprechtonhöhe erreichen, eine Stabilisierung der Stimmlippengrundspannung und einen verbesserten Glottisschluß. Die Entwicklung der Stimme fördert die Ausformung der Persönlichkeit.

Die Dysphonie bei Stimmlippenspannungsdissoziation

bedeutet eine Stimmstörung bei Auseinanderklaffen (Dissoziation) der Stimmlippenspannung.

Die Stimme klingt belegt, resonanzarm, eingeengt, kratzend, bisweilen auch brüchig. Sie wirkt zurückgehalten und zurückhaltend. Als herausragendstes Merkmal schildern die überwiegend männlichen Patienten einen extremen Räusperzwang, der in Familie und beruflicher Umgebung zu Unmutsäußerungen führt. Kloßgefühl, Schleimansammlung und Anstrengung beim Sprechen werden angegeben.

Die Ursachen dieser Stimmstörung, die typisch ist für Männer im mittleren Lebensalter, liegen in einer Kombination aus physischen und psychischen Gegebenheiten.

Oft ist die Mimik und Gestik starr, gebremst, so wie auch die Stimme klingt. In der Regel haben diese Männer eine verantwortliche Position und müssen viel mit Menschen umgehen und sprechen. Die Körperspannung ist eher schlaff, und dennoch wirken die Patienten innerlich angespannt, kontrolliert. Sie verlangen sich viel ab, möchten alles im Griff haben, können aber auf der anderen Seite nicht aus sich herausgehen. So entsteht eine eigentümliche Kombination gespannter Spannungslosigkeit. Streß ist hier ein wichtiges Schlagwort.

Bei der *Spiegeluntersuchung* fällt in Phonationsstellung auf, daß die Stimmlippen zwischen den vorderen zwei Dritteln einen ovalären Spalt aufweisen. Das letzte Drittel ist fest geschlossen. Die dadurch entstehende Brückenfunktion führt zur Ansammlung schaumigen Speichels in dieser Region.

Stroboskopisch ist der Spannungszerfall (Dissoziation) der Stimmlippenschwingungen erkennbar, der fast zum Spiegelbild der Gesamtpersönlichkeit des Patienten wird: Beide vorderen Drittel der Stimmlippen schwingen in weiten, wechselnden Amplituden (Hypofunktion), während das letzte Drittel nicht mehr am Schwingungsablauf teilnimmt und meist geschlossen bleibt (Hyperfunktion). Die Randkantenverschiebungen im vorderen Glottisbereich sind erhöht, im letzten Abschnitt fehlen sie. Die Sprechstimmhöhe liegt meist zu tief (Brustton der Überzeugung). Länger bestehende Dissoziationen der Stimmlippen können zu einer sekundär-organischen Erkrankung führen, zum Kontaktgranulom (s. S. 55).

Die Behandlung besteht in logopädischen Übungen. Ein Spannungsausgleich der Stimmlippen wird angestrebt, ein Abbau der Engstellungsmechanismen im Kehlkopfeingangsbereich und eine leichte Anhebung der mittleren Sprechtonlage. Reaktionen auf Streß, der Umgang mit sich und dem Gesprächspartner müssen überdacht und korrigiert werden.

Dysphonie mit sekundär-organischen Veränderungen

So werden funktionelle Stimmstörungen bezeichnet, auf deren Boden sich organische Befunde entwickeln.

Stimmlippenknötchen

Funktionelle Stimmstörung bei Frauen mit Verdickungen an den Stimmlippen im vorderen Glottisabschnitt.

Sie werden auch als Phonationsverdickungen bezeichnet. Wie bei der hyperfunktionellen Dysphonie (s. S. 42) angegeben, schließen die Stimmlippen oft nur am Übergang vom vorderen zum mittleren Drittel. Eine Brückenfunktion erlaubt die Ansammlung von Speichel an dieser Stelle. Druck- und Sogwirkungen führen zunächst zu einem Schleimhautpolster an dieser Stelle und mit der Zeit zu stecknadelkopfgroßen Auftreibungen, den Knötchen.

Die Stimme klingt gepreßt, kratzend, zu Wortbeginn kurz stimmlos.

Knötchen werden ganz überwiegend von Frauen entwickelt. Darunter sind Sprechberufe wie Kindererzieherin und Lehrerin besonders betroffen. Auch lebhafte Kinder entwickeln häufig Knötchen. Ursächlich treffen dieselben Kennzeichen wie bei den hyperfunktionellen Dysphonien zu.

Die *Spiegeluntersuchung* zeigt die charakteristische »Sanduhr«-Glottis: Der Stimmlippenkontakt findet an der Stelle der Knötchen statt. Davor und dahinter bleibt ein feiner Spalt offen.

Die *stroboskopische* Untersuchung hat wichtige Konsequenzen für die Therapie. Sie allein kann zwischen harten und weichen Knötchen unterscheiden. Die Amplituden sind immer verkürzt, die Randkantenverschiebungen vermindert.

Die Verformbarkeit der Knötchen während der Schließungsphase zeigt an, daß sie noch weich sind und keinen harten Kern besitzen. Bei fortschreitendem Bestand der Knötchen und unveränderter hyperfunktioneller Stimmgebung verhärtet sich das Gewebe zunehmend. Im stroboskopischen Bild sind die Verdickungen nicht mehr verformbar, sondern hart.

Stimmlippenknötchen treten immer auf beiden Seiten auf. Sie können geringe Größenunterschiede zeigen.

Weiche Stimmlippenknötchen sind vollständig rückbildungsfähig. Sie bedürfen einer Zeit der Stimmruhe und eutonisierender (spannungsausgleichender) logopädischer Maßnahmen mit Korrektur von Körperspannung und Atmung.
Kindererzieherinnen müssen durchaus nicht in der Höhe der Kinderstimme singen. Welches Kind kann nicht auch mit seinem Vater Lieder singen?

Harte Stimmlippenknötchen müssen mikrochirurgisch entfernt werden. Eine begleitende logopädische Behandlung ist unerläßlich. Als günstig hat sich die sogenannte Sandwich-Methode erwiesen: Begonnen wird mit logopädischen Übungen zur Verbesserung von Körperspannung, Atmung, Sprechtonhöhe und Stimmeinsätzen. Dann erfolgt die operative Abtragung der Knötchen. Anschließend wird nach 2 Wochen die logopädische Therapie fortgesetzt.

Funktionelle Dysphonie bei Kontaktgranulom

Funktionelle Stimmstörung bei Männern mit Verdickungen im hinteren Glottisabschnitt.

Die sekundär-organische Veränderung bildet sich aus einer Stimmstörung mit Stimmlippenspannungsdissoziation. Männer sind überwiegend daran erkrankt. Das Kontaktgranulom kann geradezu als das Pendent zu den Knötchen bei Frauen angesehen werden. Die Spannungsdissoziation (s. S. 52) führt durch ihre Hyperfunktion am letzten Drittel der Stimmlippe durch mechanischen Druck (auch Räuspern!) zunächst zur Ausbildung eines Schleimhautpolsters und mit der Zeit zum Entstehen von flachem, fleischigem Gewebe (Granulom). Häufiger entsteht das Granulom auf einer Seite, kann aber auch beidseits vorkommen.

Charakteristische Symptome sind stechende Schmerzen auf der betroffenen Kehlkopfseite, die beim Sprechen, Husten und auch beim Schlucken auftreten (sowohl beim Leerschlucken als auch beim Essen). Die Schmerzen können in die gleichseitige Ohrregion ausstrahlen. Vermehrte Speichelansammlung unterhält den Regelkreis Räuspern – Granulomzunahme.

Die ursächlichen Entstehungsfaktoren sind dem Abschnitt Dysphonie bei Spannungsdissoziation (s. S. 52) zu entnehmen. Ebenso die Stimmqualität.

Die *Spiegelung* des Kehlkopfes macht das Schleimhautpolster am freien Rand des letzten Drittels einer oder beider Stimmlippen deutlich. Im vorderen Glottisbereich ist der ovaläre Spalt erkennbar. Oft ist das Granulom nur in Atemstellung der Stimmlippen zu sehen, weil es während der Phonation durch die Aryknorpel und deren Muskelfortsätze (Processus vocalis) verdeckt wird.

Stroboskopisch ergibt sich die typische Spannungs-Dissoziation mit völliger Starre der hinteren Glottisdrittel. Je nach Form der Gewebsveränderung wird auch von Kontaktpachydermie (= Verdickkung) oder Kontaktulkus (= Geschwür) gesprochen.

Die *Diagnostik* erfordert viel Erfahrung, da bösartige Gewebeveränderungen ein ganz ähnliches Aussehen haben.

Auch das Kontaktgranulom ist grundsätzlich rückbildungsfähig.

Im Vordergrund steht wieder eine logopädische Übungsbehandlung, wie sie bei der Stimmlippenspannungsdissoziation skizziert wurde (s. S. 53).

Therapeut und Patient müssen Geduld haben: Das Kontaktgranulom bildet sich nur langsam über einen Zeitraum von Monaten zurück.

Selten ist bei extremer Größe des Kontaktgranuloms einmal die mikrochirurgische Entfernung notwendig. Das geschieht am besten mit Lasertechnik.

Die mechanische Beanspruchung der hinteren Stimmlippenregion garantiert aber auch in diesen Fällen nicht das Wiederauftreten eines Granuloms (Rezidiv).

Stimmstörung bei Polyp

Gutartige einseitige Neubildung (Tumor) der Stimmlippen mit Stimmstörung.

Die Stimme klingt ständig rauh, krächzend und gepreßt. Die Patienten klagen über Anstrengungsgefühl beim Sprechen und räuspern viel. Es kommt zu Fremdkörpergefühl.

Als Ursache kommen rein organische Faktoren in Betracht, aber auch eine Mitwirkung funktioneller Aspekte. Viel Sprechbelastung wird angegeben, aber auch lange Phasen von Hustenreiz, entzündliche Erkrankungen der Stimmlippen und Zigarettenrauchen.

Beim *Spiegeln* des Kehlkopfes ist am Rand einer Stimmlippe ein halbkugeliges Gebilde erkennbar, das glasig, rötlich oder fleischig sein kann. Während der Phonation kommt ein Sperreffekt zustande; die Stimmlippen können nicht schließen.

Stroboskopisch sind Amplituden und Randkantenverschiebungen ungleichseitig. Auf der Seite des Polypen sind die Schwingungsbewegungen eingeschränkt bis aufgehoben. An der gesunden Stimmlippe wird oft ein normales Schwingungsmuster gesehen.

Die mikrochirurgische Abtragung des Polypen ist die richtige Therapie. In Einzelfällen ist eine logopädische Nachbehandlung erforderlich, wenn sich eine sekundäre funktionelle Stimmstörung entwickelt hat, meist eine Hyperfunktion.

Stimmstörungen und Halswirbelsäule

Funktionelle Dysphonien können im Rahmen von Funktionsstörungen besonders der oberen Halswirbelkörper (Kopfgelenke) entstehen.

In letzter Zeit fällt das Augenmerk zunehmend auf Stimmprobleme, die in Zusammenhang mit der Funktion der Halswirbelkörper 1–3 stehen. Dabei werden kaum organische Auffälligkeiten an den Wirbelkörpern festgestellt, vielmehr Fehlstellungen und vor allem ein gestörtes Gelenkspiel, das reflektorische Wirkungen auf die Muskeln des Halses ausübt und damit auch auf die Kehlkopfmuskulatur. Hierher gehören auch Dysphonien bei Schleudertrauma nach Auffahrunfällen von Kraftfahrzeugen. Die Störungen betreffen nicht nur Menschen im mittleren Lebensalter, sondern werden auch schon bei Jugendlichen gefunden (frühzeitige Haltungsschäden).

Hinweisendes Symptom ist leichte Heiserkeit, die sich bei Belastung verstärkt, auch Globus-(Kloß-)Gefühl und zunehmende Stimmstörung bei allgemeiner Belastung und Anspannung.

Der *laryngoskopische* (Spiegel-)Befund ist geringfügig. Manchmal ist eine vermehrte Durchblutung der Stimmlippenschleimhaut erkennbar, auch einseitige Rötungen kommen vor. Der Glottisschluß ist meist vollständig.

Auch der *stroboskopische* Befund kann nicht mit eindeutigen Hinweisen dienen.

Verblüffende Erfolge werden durch chirotherapeutische Maßnahmen erzielt, die ein Arzt mit Erfahrungen in der Halswirbelsäulendiagnostik und -therapie vornimmt. Die Stimme ist oft schon nach einer einzigen Behandlung störungsfrei.
Bei chronischen Erkrankungen verhelfen logopädische Therapien zur Verbesserung von Haltung, Spannung und Stimme.

Organische Stimmstörungen

Dysphonien aufgrund einer Veränderung der Form und/oder der Beweglichkeit der Stimmlippen.

Im folgenden wird vor allem das Aussehen oder die Bewegung der Stimmlippen beschrieben.

Die Stimme ist durchweg heiser. Oft fehlen besondere stroboskopische Befunde. Deshalb werden diese nur aufgeführt, soweit sie wesentlich zur Diagnosestellung beitragen.

Stimmlippenzysten

sind bläschenartige Verdickungen an den freien Stimmlippenrändern.

Die Spiegeluntersuchung deckt den organischen Befund auf.

Die oft wasserklaren bis trüben Bläschen sitzen meist in den vorderen Regionen an den Stimmlippen, können aber auch mehr ins Gewebe eingelagert sein (sogenannte Retentionszyste von lat. retinere = zurückhalten).

Sie entstehen durch eine Abflußstörung der Schleimdrüsen an den Stimmlippen, wo sie vor allem an deren Abhang gehäuft vorkommen.

Stimmlippenzysten müssen mikrochirurgisch entfernt werden. Je nach stroboskopischer Befundkontrolle kann eine logopädische Therapie erforderlich werden, vor allem, wenn sich hyperfunktionelle Symptome entwickelt haben und nach der Abtragung bestehenbleiben.

Stimmlippenpapillome

sind warzenartige Gebilde auf den Stimmlippen, die zu erheblichen Stimmstörungen führen.

Spiegeltechnisch zeigen sich vereinzelte oder beetartige Herde von gekörntem, froschlaichartigem Aussehen. Die Beweglichkeit der Stimmlippen ist nicht behindert, wohl aber deren Schlußfähigkeit und Schwingung.

Papillome sind tatsächlich in ihrer Entstehung den Hautwarzen vergleichbar. Elektronenmikroskopische Untersuchungen haben die Einschlüsse von Virusteilchen in einzelnen Zellen nachgewiesen. Unklar bleibt, warum Patienten befallen werden – und das sehr hartnäckig, andere aber nicht. Die Erkrankung kommt im frühen Kindesalter und bei Erwachsenen – Männern wie Frauen – vor. Im Erwachsenenalter kann sie in bösartige Gewebsveränderungen übergehen.

Die Behandlung von Stimmlippenpapillomen ist die Domäne der Lasermikrochirurgie. Die Veränderungen können unter Schonung des gesunden Gewebes verdampft werden. Blutungen werden vermieden, die für das Wiederauftreten von Papillomen durch Verschleppung der Virusteilchen verantwortlich gemacht werden. Dennoch ist die Erkrankung sehr hartnäckig. Nach jahrelangen, papillomfreien Intervallen können erneute Herde auftreten. Medikamentöse Behandlungen wie die mit Interferon haben sich nicht bewährt. Nach Abtragung ausgedehnter Papillome ist immer eine logopädische Therapie sinnvoll.

Das Reinke-Ödem

ist eine flüssigkeitshaltige Schwellung der Stimmlippen mit entsprechender Stimmstörung. Zigarettenrauchende Frauen sind in der Überzahl.

Laryngoskopisch sind bei Erkrankungsbeginn glasige Randschwellungen der Stimmlippen erkennbar, die in der weiteren Entwicklung Birnenform annehmen und schließlich als richtige Wassersäckchen imponieren. Sie führen zu einer Einengung der Glottisweite in Atemstellung und können auch einmal leichte Atemnot verursachen.

Bei Phonation geraten die Ödeme ins Flattern.

Die Stimme ist hier relativ charakteristisch: Sie klingt rauchig, kratzend und zu tief.

Die Bezeichnung der Krankheit stammt von ihrem Erstbeschreiber REINKE, 1897.

Reinke-Ödeme müssen mikrochirurgisch abgetragen werden. Ein Streifen der Schleimhaut wird über die gesamte Länge der Stimmlippenoberfläche abgezogen. Die Flüssigkeit wird abgesaugt und die restliche, jetzt zu große Schleimhauthülle wieder über die Stimmlippe gelegt. So kann der zarte und für die Stimmgebung wichtige Rand geschont werden.
Immer ist eine Preßtechnik vorhanden. Die Ausheilungsphase dauert lang und ist manchmal durch anfängliche Stimmlosigkeit erschwert. Logopädische Übungsmaßnahmen können dies auffangen und verkürzen.

Entzündungen der Stimmlippen (Laryngitis)

Entzündliche Gewebeveränderungen durch Infektion mit Bakterien oder Viren und Stimmstörung.

Das Bild der Laryngitis (Kehlkopfentzündung) reicht von akuten über subakute bis zu chronischen Formen und ist so vielfältig, daß eine Beschreibung der einzelnen Entzündungen den Rahmen dieses Buches sprengen würde.

Auch der *laryngologische* Befund muß viele Einzelheiten berücksichtigen und erfordert Erfahrung vom Arzt.

Symptomatisch sind bei den Kehlkopfentzündungen die mehr oder weniger ausgeprägte Heiserkeit, das Wundheitsgefühl im Hals und die Anstrengung, die Stimme einzusetzen.

Die Behandlung erfolgt durch den Facharzt mit Inhalationen, entzündungshemmenden Medikamenten und unter Einsatz von Antibiotika (chemische Mittel gegen Krankheitserreger). Auch Stimmruhe ist ein wichtiges Therapeutikum.

Leukoplakie der Stimmlippen (Verhornung)

Sie ist gekennzeichnet durch einen weißen Belag auf einer oder beiden Stimmlippen mit Stimmstörung. Zigarettenraucher sind bevorzugt.

Die *Spiegeluntersuchung* zeigt fleckförmige, weiße Stellen auf der Stimmlippenoberfläche, z. T. auch einen zuckergußartigen Überzug über die gesamte Stimmlippenlänge. Die Atem- und Stimmgebungsbewegungen der Stimmlippen sind unbehindert.

Die Stimme klingt konstant rauh und belegt.

Hier kann die *stroboskopische* Untersuchung zur Diagnostik beitragen. Sind die weißen Beläge noch über dem Muskelkörper mit der

Randkantenverschiebung beweglich, können Veränderungen in tieferen Schichten ausgeschlossen werden.

Ein stroboskopischer Stillstand (keine Amplituden und keine Randkantenverschiebungen) ist ein Alarmsignal. Die Verhornung hat tiefere Schichten der Stimmlippe erfaßt und verhindert eine Schwingung. Leukoplakien müssen als Vorstufe zur Krebserkrankung (Karzinom) angesehen werden (Präkanzerose).

Jede Leukoplakie muß mikrochirurgisch entfernt werden. Die histologische (feingewebliche) Untersuchung zeigt, ob es sich um eine harmlose Verhornung handelt oder bereits ein Übergangsstadium zu Krebs besteht.

Der Stimmlippenkrebs (Karzinom)

Es handelt sich um eine bösartige Gewebsneubildung (maligner Tumor) mit Stimmstörung.

Heiserkeit kann das erste Anzeichen einer bösartigen Erkrankung der Stimmlippen sein.

Die *Spiegeluntersuchung* zeigt eine ganze Palette von Gewebeverdickungen, die von polypartigen Gebilden bis zu ausgedehnten Wucherungen mit Geschwüren reicht. An den Stimmlippen äußert sich Krebs frühzeitig. Er ist in diesen frühen Stadien ohne Einbuße großer Teile des Kehlkopfes gut heilbar!

Auch hier kann die *Stroboskopie* wertvolle Hilfe bei der Früherkennung leisten. Wieder ist das Alarmzeichen der stroboskopische Stillstand, d. h. kein Nachweis von Amplituden oder Randkantenverschiebungen. Dies darf nicht mit dem Stillstand einer Stimmlippe bei der Atmung und Stimmgebung verwechselt werden! Diese Bewegungsbehinderung – zusammen mit verdächtigen Gewebsvermehrungen – ist immer ein Zeichen, daß Krebs in der Nähe eines Aryknorpels wächst und diesen in seiner Beweglichkeit behindert.

Heiserkeit, die über 3 Wochen dauert, erfordert eine HNO-ärztliche Untersuchung!

Die Behandlung von Stimmlippenkrebs erfolgt ausschließlich operativ. Bei geringer Ausdehnung des Karzinoms sind Teilentfernungen der befallenen Region ausreichend wie z. B. Ausschneidung einer Stimmlippe mikrochirurgisch mit Laser oder von außen in konventioneller, chirurgischer Technik.

Die zahlreichen Möglichkeiten von Kehlkopfentfernungen können nicht dargestellt werden. Nur soviel sei gesagt, daß die Chancen einer Heilung vom Krebsleiden besonders in den Frühstadien sehr gut sind.

Zur Verbesserung der Stimmqualität nach Operation sind logopädische Maßnahmen sinnvoll.

Ausgedehnte Tumoren des Kehlkopfes erfordern eine totale Entfernung des Organs (Laryngektomie) mit Ausräumung der befallenen Halslymphknoten (neck-dissection). Eventuell wird eine Bestrahlungsbehandlung angeschlossen.

Eine alleinige Bestrahlungsbehandlung auch kleiner Stimmlippenkarzinome ist nicht empfehlenswert.

Die Rehabilitationsbehandlung nach Laryngektomie ist Aufgabe des Arztes und der Logopädin. Entweder wurde schon während der Operation eine Stimmprothese eingesetzt (Ventilverbindung zwischen Luft- und oberer Speiseröhre) oder der Patient kann lernen, durch Luftschlucken eine Speiseröhrenersatzstimme zu bilden.

Als dritte Möglichkeit gibt es die Anwendung einer elektronischen Sprechhilfe, die in geringen Grenzen veränderbare Töne produziert und an den Halsbereich angedrückt werden muß (Elektro-Larynx). Die ungestörte Artikulation des Patienten wird so mit künstlicher Stimme unterlegt.

Stimmstörungen infolge Lähmung der Kehlkopfregion

ist eine Stimmstörung infolge Unbeweglichkeit einer oder beider Stimmlippen. Ursache ist die Funktionsstörung eines oder beider Stimmlippennerven (Nervus laryngeus inferior = Nervus recurrens).

Die Lähmung einer Stimmlippe verursacht starke Heiserkeit,

auch Stimmlosigkeit. Es wird mit viel Luftverbrauch gesprochen; die Stimme klingt verhaucht, rauh und leise. Die Tonhöhe kann kaum verändert werden. Häufig verschlucken sich die Patienten beim Trinken und bekommen einen Hustenanfall. Aber auch das Abhusten will nicht recht gelingen. Die Stimme klingt dabei bellend.

Die Patienten klagen über Enge- und Fremdkörpergefühl. Sie werden beim Sprechen kurzatmig, leiden auch unter dem Gefühl von Luftmangel bei körperlicher Belastung.

Zwei Hauptursachen für die fehlenden Impulse des Nervus recurrens zur Stimmlippe und damit für ihr Stillstehen sind anzuführen:

1. Virusinfekt nach Grippe oder auch ohne jegliches Krankheitsempfinden mit Entzündung des Nervus recurrens. Die Stimme ist von einem auf den anderen Moment sehr schwach oder fehlt völlig. In den meisten Fällen erholt sich der ausgefallene Stimmlippennerv wieder.

2. Operationen an der Schilddrüse. Der Patient stellt bald nach der Operation eine erhebliche Stimmstörung fest. In den meisten Fällen ist der Stimmbandnerv durch Zerrung oder Druck während der Operation nur teilgeschädigt oder wird durch einen Bluterguß in den ersten Tagen nach dem Eingriff in seiner Funktion behindert. Er erholt sich in der Folgezeit wieder vollständig, was zur normalen Wiederbeweglichkeit der betreffenden Stimmlippe führt. Die Erholungszeit kann allerdings Wochen bis Monate dauern. Bei 4−6% der Schilddrüsenoperationen tritt ein bleibender Schaden des Kehlkopfnervs ein.

Die *diagnostische Kehlkopfspiegelung* zeigt den Stillstand einer Stimmlippe. Sie steht etwas seitlich von der Mittellinie oder nimmt eine Zwischenstellung zwischen Phonations- und Atemstellung ein. Sie kann etwas höher oder tiefer als die gesunde Stimmlippe stehen, die normal beweglich ist. Ein vollständiger Glottisschluß ist nicht möglich. Der Aryknorpel der betroffenen Seite ist vorgekippt. Besonders im hinteren Drittel können die Stimmlippen deshalb schlecht schließen. Abhusten ist erschwert. Beim Trinken kann Flüssigkeit in den Kehlkopf und die Luftröhre überlaufen.

Auch hier kann die *Stroboskopie* dazu beitragen, den Spannungszustand der gelähmten Stimmlippe zu beurteilen und so wertvolle Hinweise für die Therapie zu liefern.

Auch Minimalimpulse als Zeichen einer möglichen Funktionswiederkehr des Kehlkopfnerven werden frühzeitig erkannt. Zu unterscheiden ist die straffe und die schlaffe Lähmung. Auch isolierte Schäden des oberen Kehlkopfnerven (Nervus laryngeus superior) können festgestellt und an typischen Befunden näher eingegrenzt werden.

Die Lähmung der Kehlkopfnerven beider Seiten führt zu einem doppelseitigen Stimmlippenstillstand mit sehr enger Stimmritze und Atemnot. Häufig ist das notfallmäßige Anlegen einer Öffnung in der Luftröhre (Tracheostoma) nötig.

Bei einseitiger Lähmung ist die Stimme schlecht und die Atmung gut – bei doppelseitiger die Stimme gut und die Atmung schlecht.

Die *Behandlung* der einseitigen Stimmlippenlähmung sollte 3−4 Wochen nach Eintritt logopädisch erfolgen. Dabei kommt es darauf an, die Satzlänge dem hohen Luftverlust beim Sprechen anzugleichen, der durch den unvollständigen Glottisschluß entsteht. Durch Training der gesunden Stimmlippe kann erreicht werden, daß diese die Mittellinie überschreitet und Kontakt zur gelähmten Seite erhält.

Ein schonendes Training der Taschenfaltenmuskeln ist sinnvoll, weil die Aktivierung besonders auf der gelähmten Hälfte eine passive Mitbewegung dieser Stimmlippe zur Mitte hin erreicht.

Bewährt hat sich auch die Anwendung von Exponentialstrom auf der Seite der Stimmlippenlähmung, um die Muskulatur vor dem Erschlaffen zu bewahren. (Es handelt sich nicht um Elektroschocks, wie immer wieder zu hören ist!) Bei der straffen Lähmung ist eine Strombehandlung nicht sinnvoll. Eine solche logopädische Übungsbehandlung hat auch dann Wert, wenn Minimalimpulse der gelähmten Stimmlippe eine Funktionswiederkehr des Nervus recurrens erwarten lassen. Eine Elektrotherapie ist nur bei gleichzeitigem Stimmeinsatz wirksam.

Besteht eine einseitige Stimmlippenlähmung über Jahre, kann sich die Muskulatur zurückbilden. Die Stimmlippe wird schmal und dünn, und im Spiegelbild ist eine Ausbuchtung zur Seite erkennbar.

In solchen Fällen kann die fehlende Substanz durch Einspritzen von Kollagen, einem tierischen Eiweiß, ersetzt werden und eine bessere Stimmqualität erreicht werden.

Bei beidseitigen Stimmlippenlähmungen steht die verengte Stimmritze mit Atemmangel im Vordergrund. Logopädische Maßnahmen sind selten erforderlich, weil die Stimme infolge der eng beieinanderstehenden Stimmlippen wenig gestört ist.

Bei Atemnot ist der rasche Luftröhrenschnitt lebensrettend.

Hat sich die doppelseitige Lähmung nach 6−9 Monaten nicht verändert, kann durch eine Operation erreicht werden, daß die Stimmritze weiter wird.

Eine Stimmlippe wird zur Seite verlagert, so daß ein größerer Luftaustritt durch die Glottis möglich wird. Die Stimmgebung wird dadurch etwas schlechter, kann aber in der Regel erhalten werden.

Stimmstörung und Intubationsgranulom

Gewebsverdickung im hinteren Glottisabschnitt durch Scheuerwirkung des Beatmungsschlauches.

Während der Operation in Narkose wird der Patient über einen Schlauch beatmet, der durch die Stimmritze in den oberen Teil der Luftröhre vorgeschoben werden muß (Intubation). Dieser Schlauch liegt der hinteren Kehlkopfhälfte an. Durch Scheuerwirkung im Bereich des letzten Stimmlippendrittels kann es zu kleinen Wundflächen auf einer oder beiden Seiten kommen, auf denen sich mit der Zeit »wildes Fleisch« (Granulom) bildet.

Die Patienten bemerken deshalb erst Wochen nach einer Narkose eine Stimmverschlechterung, Räusperzwang, Fremdkörpergefühl und Hustenreiz.

Die *Kehlkopfspiegelung* zeigt meist glatte, halbkugelige Gewebsvermehrungen am letzten Drittel der Stimmlippen, die bis zu Maiskorngröße erreichen können. Der Glottisschluß ist behindert, das Schwingungsverhalten gestört.

Oft stoßen sich derartige Veränderungen nach einigen Wochen ab und werden ausgehustet. Bleiben Intubationsgranulome über Monate bestehen, müssen sie mikrochirurgisch entfernt werden.

≡ Störungen der Gesangstimme (Dysodie)

Es handelt sich um besondere Veränderungen des Stimmklanges im Zusammenhang mit der Singstimme.

Worin liegt der Unterschied zwischen Sprechen und Singen?

In der Sprechstimme sind die Tonhöhenwechsel wesentlich geringer (etwa 4–5 Ganztöne) als beim Singen (3–4 Oktaven). Im Gesang sind die Tonhöhen vorgegeben, beim Sprechen willkürlich. Die Vokale werden beim Singen bewußt gedehnt, weil sie Träger der Melodie sind. Lautstärke, Tempo, Melodie und Rhythmus sind für den Gesang vorgegeben.

Die Störungen der Gesangstimme können sich in vielfältigen Symptomen äußern. Es kann nicht Ziel dieses Kapitels sein, sie alle aufzuzählen und ihren Ursachen gegenüberzustellen.

Einige häufige Störungen werden deshalb herausgegriffen. Dabei ist die Heiserkeit durchaus nicht ein so sinnfälliges Zeichen der gestörten Gesangstimme, sondern vielmehr Irritation und Ausfälle in

Teilbereichen des feinen Zusammenspiels komplexer Abläufe im gesamten Stimmapparat, ja Körper. Oft wird über schnelle Stimmermüdung geklagt.

Der Patient hat zu lange, zu laut oder zu hoch gesungen, seine Stimme mit Druck und bewußt gepreßt eingesetzt (z. B. Popgesang). Die gesungene Partie entsprach nicht seiner Stimmgattung, seinem natürlichen Stimmumfang. Es wurde zu Hause zu viel und mit zu großer Erwartungshaltung geübt. Hinzu kamen zahlreiche Proben und schließlich Premiere, auf die gespannt hingearbeitet wurde. Ein ständig lautes Orchester mußte übersungen werden. Es entstehen Unlustgefühle oder Aggressionen. Die Intonation ist gestört, d. h. Töne werden nicht mehr sauber getroffen. Sie werden nicht in gleicher Tonhöhe gehalten oder brechen ab. Ein Piano-(leise)Singen ist nicht mehr möglich, weil eine überhöhte Stimmlippengrundspannung vorliegt, die mit der Zeit in Unterspannung übergehen kann. Töne werden zu tief angesetzt (Detonieren) oder im Versuch, zu kompensieren, zu hoch (Distonieren). Die Gesangstimme beginnt zu zittern (tremolieren) als Ausdruck einer übersteigerten Tonhöhenvariation. Die Tonhaltedauer ist verkürzt, weil eine gute Atemstütze (Apoggio) fehlt. Der Sänger ist aufgeregt, atmet flach und hektisch, arbeitet mehr mit dem Hals als mit der Atmung. Unvollständige Glottisschlüsse führen zu hauchigem Klangcharakter, zu sogenannter »wilder Luft«. Die Atmung ist in sehr vielen Fällen die eigentliche Ursache einer verminderten Leistungsfähigkeit der Gesangstimme (s. S. 18).

Der Stimmklang kann gestört sein durch Engstellung des Ansatzraumes (Pressen, Knödeln, dumpfer, hoher Klang). Die Halsmuskulatur wird angespannt, das Kinn nach unten und zum Hals gezogen.

Allgemein können sich Mitbewegungen von Kopf, Hals, Brust, Becken und Beinen ungünstig auf die Singstimme auswirken. Allein eine fixierte Fehlstellung des Kehlkopfgerüstes führt zur Klangeinbuße durch fehlende Kippbewegungen des Schildknorpels gegen den Ringknorpel (s. S. 23). Die Rahmenfunktion des Musculus cricothyreoideus ist eingeschränkt.

Natürlich kann der ungünstige Einsatz der Sprechstimme auch Rückwirkungen auf die Singstimme haben. Die Stimmeinsätze sind hart; die Stimmführung ist gekünstelt, fast wie beim Sprechgesang. Die mittlere Sprechtonhöhe liegt zu hoch oder zu tief. Es wird zuviel geräuspert, geschluckt, gegurgelt und gehustet.

In der Gesangsausbildung wird der Stimmumfang zu früh »ausgebaut«, bevor die Singstimme im mittleren Frequenzbereich »sitzt« und die Registerübergänge fließend sind. Brust- und Mittelstimme werden nach oben überzogen. Unnatürliche Hilfsvorstellungen über den Sitz der Stimme können vom Gesangsschüler nicht übernommen werden und führen notgedrungen zu Unsicherheit und Konzentration auf Hals und Kehlkopf.

In Laienchören wird zuwenig auf Stimmhygiene geachtet. Stimmgattungen werden nicht beachtet und Sänger in Bereiche eingeteilt, die chronisch unterbesetzt sind (Tenor, Sopran). Zudem fehlt im Chor die Hörkontrolle über die eigene Stimme. Es wird gepreßt und geknödelt, um die Höhen zu erreichen. Nach dieser Kraftanstrengung ist der Sänger erledigt, die Sprechstimme krächzend, der Hals wie aufgerauht.

Therapeutisch wird der Stimmarzt in Zusammenarbeit mit dem Gesangpädagogen versuchen, die wunden Punkte herauszufinden und Hinweise zu geben – für eine Ökonomisierung von Stimmung, Stimme, Körperspannung, Atmung und Stimmgebung. Oft dient auch eine Übungsbehandlung für die Sprechstimme der Gesundung der Singstimme.

Die Behandlung

Die Therapie funktioneller Stimmstörungen und die Nachbehandlung nach operativer Entfernung gutartiger oder bösartiger Tumoren von den Stimmlippen wird von speziell ausgebildeten Stimmtherapeuten übernommen. Dies sind staatlich anerkannte Logopädinnen und Stimm-, Sprech- und Atemlehrer (Ausbildung nach Schlaffhorst-Andersen) sowie in Ausnahmefällen Sprecherzieher und klinische Sprechwissenschaftler. Diese Therapeutengruppen sind auch von den Krankenkassen anerkannt. Auf ärztliche Verordnung übernehmen sie die Kosten der Behandlung.

Vor Angeboten zur »Stimmtherapie« auf privater Basis von Schauspielern, Sängern und sonstigen Personengruppen, die sich dazu berufen fühlen, muß ausdrücklich gewarnt werden. Sie mögen zwar Erfahrungen auf dem Gebiet der Stimme haben, es fehlen ihnen aber eine fundierte Ausbildung, grundlegende medizinische Kenntnisse und die Fähigkeit, den Bericht des Stimmarztes zu deuten. Vielfach wird der Patient ohne jede ärztliche oder gar phoniatrische Untersuchung behandelt. Im Anschluß an die Stimmtherapie werden die Operationstechniken geschildert und schließlich ergänzende Behandlungsmaßnahmen.

Die logopädische Stimmtherapie dient der Wiederherstellung, Erhaltung und Förderung der stimmlichen Leistungsfähigkeit eines stimmgestörten Patienten.

Es handelt sich hierbei nicht um eine sture Übungsbehandlung, sondern um ganzheitliche Maßnahmen, den »verstimmten« Patienten wieder kommunikationsfähig zu machen. Deshalb gehört dazu eine Analyse der sozialen, beruflichen und persönlichen Lebensumstände des Patienten. Sein stimmliches und damit auch geistiges und seelisches Verhalten in bestimmten Situationen ist zu berücksichtigen. Hemmungen, Sprech- und Versagensängste sind abzubauen. Das Selbstwertgefühl und das Vertrauen in die eigenen Fähigkeiten werden gefördert. Das Verhalten in der Freizeit, der Umgang mit Medien und Genußmitteln wird überdacht und bewußt gemacht. Ganz wichtig ist die Tatsache, daß der Patient lernt, unter therapeutischer Anleitung, sich selbst zu helfen, also aktiver Partner des Logopäden ist und nicht passives Medium, an dem etwas geschieht.

Zu Beginn der Übungsbehandlung muß geklärt werden, ob der Patient eigene Beweggründe hat, eine solche Behandlung mitzumachen und bewußt mitzugestalten oder ob er zur Therapie geschickt wurde wie in eine Reparaturwerkstatt.

Eine logopädische Behandlung ist für den Patienten anstrengend. Sie berührt seine persönlichen und intimen Bereiche, macht ihm Sackgassen und Umwege deutlich, die er unbewußt eingeschlagen hat und aus denen er zurückfinden soll auf seinen persönlichen Weg. Nicht von ungefähr heißt das lateinische Wort personare hindurchtönen.

Die körperliche Verfassung, Haltung und Spannung ist eine wesentliche Grundlage für die Stimmbildung. Hier setzt die logopädische Behandlung mit körperbezogenen Übungen an. Der Patient lernt die eigenen Fehlhaltungen, Verspannungen, seine Körpersprache zu spüren und kann sie mit Unterstützung des Behandlers ändern und verbessern.

Eine gesunde Stimme in einem gesunden Körper (vox sana in corpore sano) kann hier in Abwandlung des alten lateinischen Grundsatzes mens sana in corpore sano (ein gesunder Geist in einem gesunden Körper) als Schlagwort dienen.

Eutonie, d. h. eine gute, ausgewogene Spannung soll erzielt werden.

Die Atmung und ihre zentrale Aufgabe bei der Stimmgebung ist eine weitere Säule der logopädischen Therapie. Das Training der Zwerchfell-Flanken-Atmung ist dabei ein wichtiger Bestandteil wie auch die Einteilung der Luft während des Sprechens. Pausen müssen eingehalten, zu lange Sprechbögen umgeformt werden. Die Sprechgeschwindigkeit ist auf ein verständliches und angenehmes Maß einzupendeln.

Die Aussprache (Artikulation) von Selbstlauten (Vokalen) und Mitlauten (Konsonanten) sollte deutlich und fehlerfrei sein. Eine angemessene Unterkiefereröffnung unterstützt die Tragfähigkeit der Stimme. Die logopädische Behandlung achtet auf Lage und Stellung der Zunge und Lippen bei der Artikulation, auf unnötige Mitbewegungen des Gesichts, auf die Haltung des Kinns, die Spannung der Hals- und Nackenmuskulatur. Übungen für das Gaumensegel vermeiden offene Näselanteile bei Lauten, die mit verschlossenem Nasen-Rachen-Bereich zu sprechen sind. Dabei eignen sich bestimmte Vokale und Konsonanten besonders zum Stimmtraining (s. HERMANN-R./MIETHE *Stimmübungen*).

Im Verbund mit den bisher aufgeführten Teilbereichen wird die Stimme in der logopädischen Therapie bewußt und kontrolliert eingesetzt. Hierher gehören Übungen zur Stimmreinheit, zum Spannungsaufbau oder Spannungsabbau der Stimmlippenmuskulatur, zur Weitung und Lockerung des Kehlkopfeingangs und Übungen zur Tragfähigkeit der Stimme. Die Stimmeinsätze werden verbessert, die Tonhaltedauer, das Schwelltonvermögen, der Tonhöhenwechsel (Modulation) innerhalb des Satzes. Dabei werden sinnlose Silben und vorgegebene Textstücke verwendet. Die Intention (Hinwendung) zum Gesprächspartner ist ein Hauptanliegen der Behandlung. Es soll inhaltsbezogen und partnergerichtet gesprochen werden, eine Sache zur gemeinsamen gemacht werden (Kommunikation).

Das Sprechen und die Stimmgebung über eine größere Entfernung hin werden trainiert, ebenso wie das Rufen, Streiten und Schreien. Der Stimmumfang der Sprechstimme und der Gesangstimme wird ausgelotet und ausgebaut.

Die logopädische Behandlung greift immer wieder Teilbereiche heraus und übt diese gesondert. Sie orientiert sich aber letztlich am therapeutischen Ziel, eine persönlichkeitsbezogene Einheit von Stimme, Atmung, Körperspannung und Stimmung zu erreichen mit dem Zweck, daß sich der Patient ungestört und gerne mitteilt. Es kann nicht Aufgabe einer solchen Behandlung sein, eine Normstimme zu züchten und die individuellen Impulse, das Temperament und die Eigenständigkeit des Patienten einzuebnen. Er soll befähigt werden, so zu sprechen, daß seine Stimme stimmt.

In der Regel wird der Therapeut mit seinem Patienten ein auf ihn zugeschnittenes Programm erarbeiten. Dies sollte der Stimmgestörte zu Hause regelmäßig üben. Ein kurzes und häufiges Training ist günstiger als ein langes und seltenes.

Methoden zur Behandlung funktioneller Stimmstörungen

Im folgenden kann nur ein Überblick über mögliche Verfahren zur Stimmtherapie gegeben werden. Der Therapeut wählt aufgrund seiner Ausbildung und seiner Erfahrungen die für seinen Patienten passenden Übungen aus.

Übergreifende Methoden

Sie zielen darauf ab, eine allgemeine Verbesserung des Befindens zu erreichen. Sie erhöhen die Konzentration und die Bereitschaft des Patienten, sich nutzbringend auf die Therapie einzulassen. Dazu gehört das autogene Training nach J. H. SCHULZ. Formelhaft vorgesprochene Sätze dienen der inneren Ausgeglichenheit und körperlichen Ruhe.

Die Eutonie nach Gerda ALEXANDER umfaßt das Erlebnis von Spannung – Entspannung mit dem Ziel der guten Spannung (Eutonie).

Ähnliche Ansatzpunkte hat die progressive Muskelentspannung nach JACOBSON.

Die funktionelle Entspannung von Marianne FUCHS verfolgt ebenfalls ganzheitliche Ansätze zum Gleichgewicht zwischen innerer und körperlicher Spannung.

Atemübungen mit unterschiedlichen Hilfsvorstellungen und Übungsschritten wurden angegeben von: PFAU, WEISS, COBLENZER/MUHAR, WENDLER/SEIDNER, HABERMANN. Immer ist die Atmung in Beziehung zur Stimmgebung zu setzen und nicht isoliert zu betrachten.

Im Vorgehen nach SCHLAFFHORST-ANDERSEN werden therapeutische, pädagogische und musisch-gestaltende Faktoren berücksichtigt. Schlagworte sind: Atem – Lockerheit, unterstützt von grob- und feinmotorischen rhythmischen Bewegungen. Schulung der Muskeleigenkontrolle (Kinästhetik). Training der Funktionseinheit »Atem – Stimme – Sprache – Bewegung – Psyche«.

Resonanzübungen wurden ursprünglich für Sänger entwickelt. Sie sind zur Verbesserung der Belastbarkeit der Sprechstimme genauso geeignet. Hier sind die Summübungen nach SPIESS zu erwähnen, die nasalierten Vokalübungen von PAHN. Die Akzentmethode nach SMITH strebt die Einheit von Atmung, Stimmgebung und rhythmischer Bewegung an.

Grundgedanke der Kaumethode von FRÖSCHELS ist die Tatsache, daß die Sprechorgane ihre ursprüngliche Tätigkeit im Atmen und Essen haben. Die Kaumethode wird mit Entspannungsübungen kombiniert. Diese werden durch klassische Musik ergänzt. Eine schlechte Stimmqualität hat ungünstige Einflüsse auf die Zuhörer.

FERNAU-HORN hat ein Therapiekonzept vorgelegt, das eine Stimmstörung durch Beachtung folgender Teilbereiche angeht:

– Kopf- und Körperhaltung
– Ruhe- und Sprechatmung
– Kehlkopfstand und Kehlkopfbewegung
– Weitung der Schallräume und Training der Artikulationsbewegungen
  (Atemwurf und Kehlfederung).

Tonbandaufnahmen sind bei der kombiniert-psychologischen Übungsbehandlung nach KRECH ein wichtiges Therapiemittel.

Die kommunikative Stimmtherapie nach GUNDERMANN fußt auf der Entwicklung einer Intensiv- und Gruppenbehandlung, bevorzugt in stationären Einrichtungen. Hörerziehung – Phonorhythmik – Psychotherapie – aquatisches Stimmtraining (Stimmgebung im Wasser) – therapeutisches Wandern – Sole – Inhalationen und Stimmerziehung sind Teilbereiche dieser integrativen Stimmtherapie.

Einige Hilfsmittel werden je nach Störungsbild in der logopädischen Behandlung eingesetzt.

Zuletzt sei die tonale Stimmtherapie nach HERMANN-RÖTTGEN/ MIETHE erwähnt, die sich zum Ziel setzt, Störungen der Stimme direkt am Symptom, also mit der tönenden Stimme selbst zu therapieren, indem die anderen Ursachenkomponenten – z. B. kommunikative, psychologische und rhetorische – stets an dem Phänomen Stimme selbst hörbar gemacht und korrigiert werden.

Die Grundlage dieser Therapie ist ein stimmtherapeutisches Basisprogramm mit 10 physiologisch begründeten Übungen.

Die Elektrotherapie

Sie stellt eine unterstützende Behandlungsform bei Stimmlippenlähmungen und hypofunktionellen Dysphonien dar. Die Reizstrombehandlung mit Exponentialstrom (steiler Stromanstieg und flacher Abfall) ist nur dann wirkungsvoll, wenn dazu gleichzeitig (synchron) Stimme eingesetzt wird. Die Pole werden auf beiden Seiten des Kehlkopfes an die Halshaut angelegt, wobei unterlegte, feuchte Schwämmchen oder Stoffstücke den direkten Hautkontakt mit ihnen verhindern. Bei dieser Methode ist stroboskopisch eine Amplitudenverkürzung und Frequenzerhöhung nachzuweisen. Eine Massenzunahme erschlaffter und ausgedünnter Muskulatur konnte im Experiment bewiesen werden.

Gymnastische Geräte kommen zur Lockerung der Hals- und Schulter-Nacken-Muskulatur zum Einsatz. Durch Vibrationen über dem Brustbein wird die äußere und innere Kehlkopfmuskulatur entspannt und ein Festhalten des Stimmklanges im Halsbereich verhindert. Schwingegurte eignen sich zur Lockerung körperlicher Verspannungen und zu einem Einschwingen auf einen günstigen Atemrhythmus. Springbälle fördern den Atemrhythmus und eine lockere Stimmgebung aus »dem Bauch heraus«. Auch hier können nur einige Hilfsmittel in der logopädischen Praxis dargestellt werden. Der Phantasie des Therapeuten sind keine Grenzen gesetzt.

≡ Mikrochirurgische Eingriffe bei gutartigen Neubildungen an den Stimmlippen

Die Operationen werden unter dem Mikroskop in Allgemeinbetäubung (Narkose) durchgeführt. Sie dienen dazu, gutartige Tumore zu entfernen, glatte Schleimhautverhältnisse an den Stimmlippen wiederherzustellen und damit den Stimmklang zu normalisieren.

Alle derartigen Eingriffe werden durch den Mund vorgenommen. Dazu muß ein Metallrohr unterschiedlicher Weite bis in die Nähe der Stimmlippen vorgeschoben werden. Die Krümmungen von Mundhöhle und Rachen werden durch Überstrecken des Kopfes nach hinten ausgeglichen. Der Arzt hat durch das Mikroskop einen direkten Einblick auf die beliebig vergrößerbaren Stimmlippen (direkte Laryngoskopie). Die Beatmung des Patienten erfolgt über einen dünnen Beatmungsschlauch oder über eine Düse, durch die Luft mit Überdruck gepreßt wird (Jet-Ventilation). Operiert wird durch das eingeführte Rohr über langstielige Miniaturinstrumente. In die Sehachse des Mikroskops kann auch ein Laserstrahl eingespiegelt werden, mit dem Schneiden und Verdampfen von Gewebe möglich ist.

Die Vorteile der Mikrochirurgie liegen in der beliebigen Bildvergrößerung der zu bearbeitenden Strukturen, im räumlichen Sehen und darin, daß der Operateur beidhändig arbeiten kann.

Bei Patienten mit hohem Narkoserisiko oder Versteifungen der Wirbelsäule können gutartige Stimmlippenveränderungen mit indirekter Technik entfernt werden.

Mit Hilfe des Kehlkopfspiegels oder der stabförmigen Lupe und mit einem entsprechend gebogenen Instrument werden die Tumore entfernt. Dazu ist die Ausschaltung des Würgereflexes und Unempfindlichkeit der Schleimhaut erforderlich. Sie wird durch Einsprühen und Einpinseln mit einer betäubenden Substanz erreicht (Oberflächenanästhesie). Alle abgetragenen Gewebeteile werden einer feingeweblichen (histologischen) Untersuchung zugeführt.

Nach derartigen Eingriffen sind folgende Regeln zu beachten:

- Die Stimme sollte 3 Tage nicht benutzt werden.
- Husten und Räuspern sind zu vermeiden.
- Auf keinen Fall darf geflüstert werden.
- Rauchen und scharfe Gewürze sind verboten.
- Nach 3 Tagen kann die Stimme normal eingesetzt werden.
- Schreien, Singen und größere Belastungen der Sprechstimme sind nicht ratsam.

≡ Behandlung mit Arzneimitteln

Funktionelle Stimmstörungen und solche aufgrund organischer Veränderungen an den Stimmlippen sind nicht durch Medikamente heilbar. Unterstützend können Inhalationen mit Salzlösung (Sole) wirken. Die Anwendung von Salbei und Kamille ist günstig. Verschiedene Präparate sind schleimlösend und lindern Halstrockenheit.

Nur auf ärztliche Verordnung sollten Beruhigungs- und Schlafmittel eingenommen werden.

Gerade bei funktionellen Störungen greift der Patient gerne zu Medikamenten, um nicht selbst aktiv werden zu müssen. Er möchte sich lieber um-»stimmen« lassen.

≡ Psychiatrische und psychotherapeutische Behandlung

Das Ungleichgewicht zwischen Seele und Körper, zwischen Stimmung und Stimme, zwischen Aktion und Reaktion kann die Waagschalen unterschiedlich belasten. Je nach Überwiegen der körperlichen (somatischen) oder seelischen (psychischen) Anteile wird der therapeutische Ansatz verschieden sein. Dabei ist zu berücksichtigen, daß durch eine körperbetonte Therapie auch die seelische Befindlichkeit positiv beeinflußt wird und natürlich umgekehrt.

Der Arzt und die Stimmtherapeutin werden mit dem Patienten gemeinsam zu entscheiden haben, ob eine psychiatrische/psychologische Exploration (Ursachenforschung) hilfreich erscheint. Der Fachmann wird erkennen, ob eine Behandlung und welche angezeigt ist.

Unterstützende Maßnahmen

Hier sind Massagen, Bäder, Klimawechsel anzuführen. Ebenso eine Umstellung der Stimmgewohnheiten, der Freizeitbetätigung. Eine Gewichtsreduktion, die Änderung der Ernährungsweise und körperliche Betätigung unterstützen die Verbesserung einer Stimmstörung. Vermeidung von Lärm und rauchhaltigen Räumen, die Bewegung in frischer Luft wirken günstig.

Die Stimme als Phänomen

Die Geschichte der Stimme

Bevor auf die einzelnen Komponenten eingegangen wird, die entscheidend für eine gute Stimmfunktion sind, soll Ihnen ein kurzer Überblick die unterschiedlichen Auffassungen zur Stimme deutlich machen. Es gibt nicht »eine« verbindliche Norm, der Sie sich unterwerfen und anpassen müssen. Ihre Stimme muß für Sie »stimmig« sein, Sie »bestimmen« letztlich, wann Ihre Stimme »stimmt«.

Es ist eigentümlich und bedenkenswert, daß gerade im sogenannten Zeitalter der Kommunikation die Stimme, das vielleicht wichtigste Organ des Menschen für die Kommunikation, im Vergleich zu früheren Zeiten wenig Beachtung und Pflege erfährt.

Die Antike

Bereits in der Antike ist uns von Philosophen und Dichtern überliefert, daß man sich bewußt und sorgsam mit den Möglichkeiten und den Erfordernissen der Stimme befaßte. Wir kennen aus den Schriften der Sophisten, den »Weisheitslehrern« im alten Griechenland des 4. und 5. Jahrhunderts v. Chr., Äußerungen über die rhetorische Bedeutung einer gut klingenden Stimme. Man muß sich vergegenwärtigen, daß es in der Antike keine technischen Hilfsmittel zur Verstärkung der Stimme gab, so daß viel davon abhing, ob ein Redner sich der Volksmenge auf der Agora, dem griechischen Marktplatz, verständlich machen konnte oder nicht.

In den Schriften des Philosophen ARISTOTELES erfahren wir Einzelheiten über den Umgang mit der Stimme für den künstlerischen Vortrag der Sänger und Schauspieler. Zudem sind uns über frühe Aufschriften medizinische Atemübungen und stimmliches Training übermittelt. Die Griechen kannten den Beruf des Phonasken, der ähnliche Aufgaben gehabt zu haben scheint wie heute ein Sprecherzieher. Die griechische Tradition fand ihre Fortsetzung im alten Rom. Zahlreiche rhetorische Schriften vermitteln uns, daß der römische Politiker seine Stimme schulte und gezielt in seine rednerischen Absichten als entscheidendes Mittel einarbeitete. Bei CICERO finden sich detaillierte und differenzierte Äußerungen zu den Qualitäten der Stimme.

Der Arzt GALENUS aus dem 2. Jahrhundert nach Christus liefert die erste medizinische Beschreibung der Stimmfunktion und der Stimmorgane. Er beschreibt den Kehlkopf und die Stimmlippen, auch Glottis genannt.

Das Mittelalter und die Renaissance

Die Tradition einer Stimmkultur wurde durch das ganze Mittelalter hindurch gewahrt, weil sie ein unlösbarer Bestandteil der Rhetorik war, die in den Schulen und den Klöstern zu den unabdingbaren Disziplinen zählte. Zudem zeigen Aufzeichnungen über Musik, wie zum Beispiel die Schriften Papst GREGORS I., Einzelheiten über gesangliche Gewohnheiten und Techniken.

In der Renaissance begannen nicht nur Forschungen, die die Anatomie betrafen und die Kenntnisse über die Stimmfunktion erheblich verbesserten, sondern unabhängig vom medizinischen Feld gewann die Stimme als Mittel der rhetorischen Kommunikation und als künstlerisches Instrument an weiterem Interesse. Der Rückgriff auf die antike Theatertradition bewirkte eine veränderte Dramatik, die zu der neuen Kunstgattung des Musiktheaters und der Oper führte. In dieser Zeit begann auch die Mode des Falsetts – der männlichen Fistelstimme –, da die Frau auf der Bühne noch eine Seltenheit war und in der Kirche nach wie vor keine Rolle übernehmen durfte.

Die Neuzeit

Im 17. Jahrhundert finden sich Schriften zu Gesangstechniken, die viele Schlüsse auf die Kultur der Sprechstimme am Theater zulassen. Im 18. Jahrhundert wurden die Kastraten mit ihren jugendlichen Stimmen Mode, deren Tonfärbung reizvoll zwischen dem männlichen und weiblichen Klang steht. Kastraten gab es bis in das späte 19. Jahrhundert. In unserem Jahrhundert entstanden dann zahlreiche Theorien über Stimmbildung und Sprechtechniken, und es begannen gründliche medizinische Forschungen über die Kehlkopffunktion und die Zusammenhänge von Atmung, Bewegung und Stimme.

Bis auf den heutigen Tag fehlt eine umfassende wissenschaftliche Arbeit, die die historische Entwicklung der Kultur der Stimme und des Sprechens gründlich erforscht. In allen Zeiten wäre es notwendig, die vorhandenen Äußerungen nach drei Bereichen getrennt zu untersuchen: Rhetorik, Theater und Kult.

≡ Rhetorik

In der Geschichte der Rhetorik ist eine Konstanz festzustellen, vielleicht weil es sich um eine Wissenschaft handelt, die stark an Interessen orientiert ist. Das Ziel, zu überzeugen oder zu überreden, die Absicht, einen Sachverhalt möglichst angemessen mitzuteilen, schafft, solange man sich in demselben Kulturraum bewegt, etwa die gleichen Bedingungen. Aber auch auf diesem Gebiet differieren die Auffassungen bezüglich des Einsatzes der Stimme in einigen Punkten. Die Schule der ASIANER, eine Philosophen-Schule im 4. Jahrhundert vor Christus, propagierte einen starken Stimmaufwand, um den entsprechenden Eindruck bei den Hörern hervorzurufen.

Anders dachten die Schüler des Sophisten HIPPIAS, eines Kontrahenten von PLATON, die einer wohlüberlegten Sprachmelodie den Vorzug gaben. Die Schule von Rhodos suchte einen Kompromiß zwischen beiden Theorien zu finden.

≡ Theater und Rezitation

In der Geschichte der Sprech- und Gesangskunst finden wir im Laufe der letzten zwei Jahrtausende europäischer Geschichte große Veränderungen. Aus der Antike wissen wir, daß es im Theater den Chor gab, der mit einer Art Sprechgesang den Hintergrund der gespielten Handlung erläuterte. Es gab aber auch Hirtengesänge und vor allem den Sänger, der aus den alten überlieferten Epen »singend erzählte«. Das Mittelalter kannte die hohe Kultur des Minnesangs, der an allen europäischen Höfen gepflegt wurde. Aus dieser Zeit sind uns sogar von einigen Liedern die Melodien erhalten. Seit der Renaissance entwickelte sich die Kunstform der Oper, die ganz neue Möglichkeiten, aber auch Probleme der stimmlichen Kultur mit sich brachte. Die Geschichte des Theaters, die gründlich erarbeitet ist und die wir über den gesamten kulturellen Zeitraum Europas gut verfolgen können, zeigt uns viele variierende Auffassungen. Man denke an die literarische Auseinandersetzung über das Theater zwischen BODMER und GOTTSCHED, an KLOPSTOCKS Ausführungen über das Versmaß und schließlich an GOETHES und SCHILLERS Erörterungen zum Theater. Heute sind wir in der glücklichen Lage, uns durch die Errungenschaften der Technik nicht nur ein Bild, sondern sogar einen akustischen Eindruck verschiedener Traditionen machen zu können. Wer einmal alte Schallplatten mit der Stimme des Schauspielers MOISSI gehört hat, sie dann vergleicht mit GRÜNDGENS und schließlich mit PALITZSCH, wird begreifen, wie sehr sich – selbst im Rahmen der gleichen kulturellen Tradition – die Auffassung von der stimmlichen Wiedergabe eines Textes allein in unserem Jahrhundert gewandelt hat. Die gleiche Erfahrung macht, wer Interpretationen derselben Lieder oder Arien von Schallplatten aus verschiedenen Jahrzehnten miteinander vergleicht.

≡ Das kultische Ritual

Das dritte Gebiet, in dem es gilt, die Stimme in ihrer Bedeutung und in ihrem Wandel zu beleuchten, ist der große Bereich des religiösen Kults, beginnend mit dem griechischen und römischen Tempelkult und fortfahrend mit den Traditionen der christlichen Kirche. Die Stimme hat sowohl in der griechischen Mythologie – man denke nur an die Geschichten um die Nymphe ECHO – als auch in besonderem Maße in der christlichen und in der jüdischen Tradition eine hohe Bedeutung. »Am Anfang war das Wort« beginnt die Bibel und die »Stimme Gottes« ist der höchste Befehl für den Menschen. Die Stimme des Priesters, der durch Weihung befugt ist, die Sakramente zu vollziehen, hat ebenfalls für das Ritual eine entscheidende Funktion. Die meditativen Gesänge, die in den verschiedenen Orden geübt wurden, sind uns bis heute in der katholischen Kirche durch die Litanei und die Rosenkranzgebete vertraut geblieben. Der Wechselgesang zwischen Priester und Gemeinde hat einen eigenen Charakter von theologischer Bedeutung, ebenso wie der protestantische Gemeinde- und Chorgesang. Die Kirchenmusik, die im Mittelalter überwiegend vokal war, hat eine wechselvolle Geschichte von den gregorianischen Gesängen bis heute.

Bei all der Vielfalt, die sich uns bei einer genauen historischen Betrachtung ergeben würde, bleibt etwas Gemeinsames, etwas »Gleiches«, das deutlich zu hören ist, wenn wir Vergleiche zu anderen außereuropäischen Kulturen ziehen, die vollkommen andere Welten und Klänge eröffnen, die uns fremd anmuten, die wir spontan weder verstehen, noch zuzuordnen wissen.

☰ Außereuropäische Stimmgewohnheiten

Wer einmal im *Vorderen Orient* war, wird sich erinnern an den monotonen Gesang des Muezzin, der auf den Minaretten der Moscheen die frommen Moslems zum Gebet ruft. Der nasale, tremolierende Klang ist unserem Ohr fremd und die Information dieses meditativen Singsangs, der nur auf einem vokalen Laut erzeugt wird, vermittelt sich uns nicht ohne weiteres. Dem Moslem ist er vertraut wie uns der Klang der heimischen Kirchturmglocken. Die Musik im Bazar, die für den Einheimischen nichts anderes ist als für uns unser Schlager, in seinen Ohren also keineswegs klingt wie der religiöse Gesang des Muezzin, hört sich in unseren Ohren so ähnlich an, daß mancher Tourist verständnislos von gleichförmigem »Gedudel« spricht, weil sich ihm die Vielfalt, die andere Musikalität nicht vermittelt. Selbst in der *griechischen Musik,* die uns geographisch und kulturell näher ist, sind so viele Eigentümlichkeiten, daß es für den Fremden schwer ist, klassische Kompositionen, zum Beispiel die von THEODORAKIS, von Volksliedern oder auch von Schlagern zu unterscheiden.

Um wieviel eigentümlicher noch klingt die Musik des *Fernen Osten* für uns. Die *indischen Gesänge* mit der Fistelstimme oder die *chinesischen Opern* mit ihren hohen näselnden Stimmen muten uns ebenso seltsam, ja vielleicht sogar unschön an wie die gutturalen Stimmen, die wir im *japanischen Theater* hören können. Unser Unverständnis läßt uns ästhetische Urteile fällen, die nicht gerecht sein können.

Die Vielfalt der afrikanischen Musik, die unterschiedlichen Auffassungen und Traditionen von Stimmklang auf dem Schwarzen Kontinent, sind noch so unerforscht, daß oft sehr oberflächlich von der amerikanischen Musik der schwarzen Bevölkerung auf die Musik *Schwarz-Afrikas* geschlossen wird.

In *Amerika* begegnen uns wegen der ethnologischen Unterschiedlichkeit seiner Einwohner eigentümliche Traditionen, die sich aus der Begegnung konträrster Kulturen gebildet haben. Man denke an den Jazz, an die Gospelsongs, die Spirituals und schließlich auch an die Wechselwirkungen zwischen Amerika und Europa durch den großen

Einfluß, den amerikanische Sänger auf die europäische Schlagerwelt hatten. In der Pop-Musik lassen sich unschwer Einflüsse afrikanischer und indianischer Musik finden, die sich mit den stimmlichen Gewohnheiten europäischer Völker verbinden. Seltsam ist, daß dieser Bruch der Tradition, diese Mischung uns mehr fasziniert als das ganz Fremde. Der große Erfolg der amerikanischen Unterhaltungsmusik mag mit daran liegen, daß sie bereichert ist durch fremdländische Einflüsse, diese aber immer wieder in die Nähe gewohnter Höreindrücke bringt.

Weder FRANK SINATRA noch LOUIS ARMSTRONG entsprechen dem europäischen Ideal einer »schönen« Stimme, dennoch war gerade das Abweichen von der Norm der eigentliche Reiz und vielleicht das Geheimnis ihres Erfolgs. Die Musik der amerikanischen Schwarzen zeichnet sich häufig aus durch eine Vermischung von vorgegebenen musikalischen Einheiten und von spielerischen Variationen der Stimme, die außerhalb der klassischen Vorstellungen von Harmonie liegen. Das Spiel mit unterschiedlichsten Stimmhöhen, vom tiefen Bariton bis zur höchsten Fistelstimme, das – durch die Beatles auf der ganzen Welt populär geworden – eine ganze Generation begeisterte und zahllose Imitationen provozierte, steht in engem Zusammenhang mit der *indianischen Musik,* die sich durch diese Art des Höhenwechsels auszeichnet. Wer einmal die indianischen Gesänge von YMA SUMAC aus den fünfziger Jahren gehört hat, wird den Klang ihrer Stimme, die spielerisch über vier Oktaven sang, nicht vergessen.

Aber auch, wenn wir von den künstlerischen Formen absehen, erleben wir, wenn uns ein Reisebus bei irgendeiner Gelegenheit gleich eine große Gruppe plaudernder Menschen begegnen läßt, daß wir, noch ehe man ein Wort versteht, am Klang der Stimmen hören, daß es keine Deutschen sind. So klingen nicht nur die Stimmen einer japanischen Gruppe um vieles höher als unsere, sondern auch ein Bus mit Amerikanerinnen wird deutlich machen, daß die amerikanische Frau im Schnitt auf einer höheren Lage spricht als die Mitteleuropäerin.

≡ Unterschiede innerhalb Europas

Aber auch in Europa gibt es bis auf den heutigen Tag deutliche Klangunterschiede, die zeigen, daß innerhalb Europas verschiedene Vorstellungen von guten, von üblichen, das heißt von »normalen« Stimmen herrschen.

Physiologische Gründe

Zunächst wären die physiologischen Gründe zu nennen. Der Donkosakenchor, berühmt in der ganzen Welt, kommt nicht von ungefähr aus Rußland. Die tiefen Stimmen, die wir aus Rußland kennen, hängen zusammen mit der körperlichen Statur der Russen, und es wäre nicht leicht, einen vergleichbaren Chor in einem anderen europäischen Land aufzubauen.

Große Menschen haben in der Regel auch längere Stimmbänder und deshalb meist tiefere Stimmen. Daher darf es nicht verwundern, wenn bei der Oper die Bässe häufig von Engländern oder Skandinaviern gestellt werden, während die Tenöre eher aus Italien oder Spanien kommen.

Ästhetische Gründe

Es sind jedoch nicht nur die unterschiedlichen Stimmhöhen der Völker, die ihre Hör- und Sprechgewohnheiten prägen, sondern auch kulturell bedingte ästhetische Urteile. Die Verschiedenheit des Geschmacks innerhalb Europas läßt sich gut beschreiben und vorstellen, wenn man die Volksmusik der einzelnen Länder miteinander vergleicht: Das deutsche Volkslied, das den offenen, ich möchte es »natürlichen« Gesang nennen, liebt, steht in starkem Kontrast zu dem kehligen Klang der Volksmusik des südlichen Mittelmeerraums. In Italien südlich Neapels hört man den Einfluß arabischer Musik ebenso wie in Südspanien oder Griechenland. Die Volksmusik in Mazedonien hat eine Vorliebe für sinnlich verhauchte Stimmen, wie sie zum Beispiel MARIA FARANDOURI, die berühmte Sängerin des Komponisten THEODORAKIS, hat. In der Türkei und in den moslemisch besiedelten Gebieten Jugoslawiens sind die nasalen Klänge auffällig. Ganz anders klingt dagegen der nasale Laut der Franzosen. Mit dem Chanson, einem Lied, das zwischen Sprechen und Gesang liegt und seinen größten Wert auf den Inhalt legt, haben die Franzosen eine eigene Gattung des Liedes geprägt. In den Alpenländern hat das Jodeln jahrhundertelang Tradition und schafft damit ein Element in seinem Volksgesang, das über die Nationen hinweg bei allen Alpenbewohnern gebräuchlich ist, sonst aber auf der ganzen Welt wohl kaum eine Entsprechung findet. Es zeigt sich, daß ästhetische Gesichtspunkte entscheidend mitgeprägt werden durch die Gegend, in der sie gelten, aber auch durch die Sprache, die in der Gegend gesprochen wird.

Phonetische Gründe

Damit wären wir bei dem dritten Grund für die abweichenden Bewertungen von Stimmklang. Die Sprachen unterscheiden sich in wesentlichen Momenten phonetisch voneinander. *Das Deutsche* hat den Schluß der Stimmbänder, den sogenannten Glottisschlag vor jedem Vokal. Zudem zeichnet es sich aus durch starke Konsonantenhäufungen, wie zum Beispiel in dem Wort »Pflicht«, das aus sechs Konsonanten und einem Vokal besteht. *Die romanischen Sprachen* haben einen großen Vokalreichtum, wobei die offenen Vokale die weitaus größere Rolle spielen. Sie haben andere R-Laute und im Gegensatz zu den germanischen Sprachen den weichen Vokaleinsatz, also gerade nicht den Glottisschlag. Das ist es, was selbst einen gut italienisch sprechenden Deutschen meist entlarvt, der weiche Einsatz der Vokale gelingt nicht oder wird verhaucht, als stünde ein H davor, das nun wiederum der Romane in seinen Sprachen nicht kennt. *Das Französische* hat zusätzlich den Nasallaut. Damit sind nur ganz grob einige wenige auffällige Unterschiede der phonetischen Zwänge der Sprachen genannt, die aber alle auf den Umgang mit gesprochener und gesungener Sprache Einfluß haben, ja vielleicht sogar noch mit tiefergehenden Eigenschaften der Völker in Verbindung gebracht werden können. Damit hängen unter anderem die unterschiedlichen Gesangstechniken der konkurrierenden Schulen zusammen. Unabhängig vom Kunstgesang zeigen sich jedoch noch weitere Einflüsse, die mehr soziologischer Natur sind.

Soziologische Gründe

Die Frau hat in Südeuropa eine andere Stellung als in Nordeuropa. Ihre Emanzipation hat in vieler Hinsicht nicht den gleichen Stand erreicht. Diesen Unterschied kann man nicht immer sehen, aber man kann ihn sehr häufig hören. Der Stimmklang einer gehorsamen Ehefrau ist untertänig, sanft, lieb, kindlich zart und eben hoch. Die therapeutischen Erfahrungen mit vielen Gastarbeiterfrauen, die in die logopädische Praxis kommen, hat gezeigt, daß es für manche ein schier unlösbares Problem ist, ihre »normale«, kräftige, oft tiefe Stimme zu verwenden, weil sie mit dem Bild, das sie oder ihre Familie von ihrer Person haben, in erheblichem Maße kollidiert. Es ist auffällig, daß diese Probleme in der Oberschicht seltener auftreten.

Allerdings zeigt eine Beobachtung der südländischen Stimmgewohnheiten, daß durch das Temperament bedingt mit der Stimme nicht schonend umgegangen wird. Die Schäden, die daraus resultieren, zum Beispiel chronische Heiserkeit, häufig durch wiederholt auftretende Stimmknötchen verursacht, werden unvergleichlich viel lässiger hingenommen als in Deutschland. In Italien ist die Auffassung, daß eine Stimme im Alter normalerweise rauh und vielleicht sogar krächzend ist, recht verbreitet. Man stört sich weniger daran. Der veränderte Stimmklang wird toleriert, so daß ein *Krankheitsbewußtsein* viel seltener auftritt. Die italienischen Logopäden beschäftigen sich weit mehr mit »Sprach«-Störungen als mit stimmlichen Problemen, weil in einem großen Teil der Fälle kein Störungsbewußtsein vorliegt. Die »Norm« ist in Italien eine andere, oder vielleicht präziser ausgedrückt: *Die Einstellung zur Norm* ist in Italien anders als in Deutschland.

Die Norm und der einzelne

≡ Die gute und die schöne Stimme

Die vorausgegangenen Überlegungen zeigen, daß wir keine Beurteilungsmittel für eine objektiv schöne Stimme finden können. Schon aus dem 17. Jahrhundert gibt es eine Schrift, in der der Franzose BENIGNE DE BACILLY versucht, eine Unterscheidung zwischen der guten und der schönen Stimme zu finden. Der Ausdruck der Stimme, ihre Wirkung auf andere kann so sein, daß sie als schön empfunden wird, aber dennoch nicht objektiven Maßstäben genügt. So heißt es in ärztlichen Untersuchungsberichten, die man über CARUSO besitzt, seine Stimme sei keineswegs so gut gewesen, wie sie als schön empfunden wurde. Freilich bleibt bei solchen Äußerungen offen, inwieweit die vorher gewählten Beurteilungsmittel der guten Stimme abhängig sind von dem, was man schön findet. Es gibt die Auffassung, daß eine gute Stimme eine hohe Anzahl von Obertönen erzeugt. Eine andere besagt, eine gute Stimme sei vorhanden, wenn nur die unbedingt notwendige Muskulatur verwendet würde und ein gleichmäßiges Spannungsverhältnis zwischen der Atmungs-, Kehlkopf- und Ansatzrohrfunktion erhalten bliebe. Allgemeiner formuliert gilt in unseren Breiten die Auffassung, eine Stimme sei gut, wenn sie keine Nebengeräusche erzeugt, einen klaren Klang hat, tragend ist, ohne dabei Zeichen von Anstrengung zu haben, so daß man ihren Resonanzreichtum hören kann, sowohl wenn sie laut als auch wenn sie leise ist.

≡ Die gesunde und die kranke Stimme

Mit diesen Worten ist skizziert, was auch die Verfasser als gut, das heißt als nicht krank, als nicht behandlungsbedürftig bezeichnen. Noch einmal sei jedoch einschränkend hervorgehoben, daß für einen japanischen Sänger, der in Japan japanische Musik singt, dieser Maßstab nicht gelten kann, weil seine Vorstellung eines idealen Klanges mit dem Ergebnis einer solchen »guten« europäischen Stimme nicht harmoniert. Interessant wäre zu untersuchen, wie lange ein Sänger mit seiner Stimme zurechtkommt, ob Stimmen aus anderen Kulturen, die sich nicht nach den oben genannten Unterscheidungsmitteln richten, in gleicher Weise belastbar sind.

Für Sie, lieber Leser, haben diese Überlegungen die Konsequenz, daß Sie selbst sich entsprechende Fragen stellen müssen, nach deren Beantwortung Sie Ihrer Stimmstörung erst den richtigen Stellenwert geben können.

Vor aller Überlegung gilt die Meinung des Facharztes. Wenn er Ihnen sagt, daß Ihre Stimme in seinen Ohren krank erscheint, muß Ihre nächste Frage sein, ob der Zustand Ihrer Stimme sich verschlechtern kann, wenn Sie nichts dagegen unternehmen. Denn das, was Sie im Moment noch nicht als »mißtönend« empfinden, kann schnell zu einem Klang werden, der nicht nur Ihrem Arzt bedenklich erscheint, sondern auch Sie selbst erheblich zu stören beginnt.

Im Anschluß an diese Klärung ist Ihr subjektiver Eindruck wichtiger als alles andere: Empfinden Sie Ihre Stimme, so wie sie ist, als angenehm? Gefällt sie Ihnen? Denken Sie über sie nach? Gibt es Situationen, in denen Sie sich eine andere Stimme wünschen? Denn nur, wenn Sie selber etwas »stört«, können Ihnen der Logopäde, der Arzt, Sie selber sich helfen. Ohne »Störungsbewußtsein« ist eine Therapie unnötig und sinnlos.

☰ Die Forderungen von außen

Fragen Sie sich aber auch, wie andere zu Ihrer Stimme stehen. Entsprechen Sie zum Beispiel mit Ihrer Stimme den beruflichen Anforderungen, die an Sie gestellt werden? Wenn Sie Lehrer sind, müssen Sie einem anderen Anspruch gerecht werden, als wenn Sie zu Hause Ihren Haushalt versorgen und Ihren Lebensraum hauptsächlich im privaten Bereich haben. Noch entschiedener muß ein Schauspieler auf seine Stimme Rücksicht nehmen, die sein Werkzeug ist, das es zu pflegen gilt. Haben Sie vielleicht in Ihrem Beruf Probleme, die mit Ihrer nicht tragfähigen Stimme zu tun haben könnten? Die folgenden Kapitel sollen Ihnen Hilfestellung geben, nach solchen Zusammenhängen zu suchen.

≡ Die Forderungen von innen

Unabhängig von der mehr oder weniger sachlich bestimmten Anforderung, die von außen an Ihre Stimme gestellt wird, gibt es Forderungen von »innen«. Gemeint ist damit Ihre Vorstellung von sich selbst und, in wieweit Sie den Eindruck haben, mit der Stimme zu harmonieren, die Sie haben. Finden Sie, daß Sie zu Ihnen paßt? Würde eine Veränderung Ihrer stimmlichen Gewohnheiten, ein anderer Klang Sie irritieren? Wollen Sie eine Veränderung? Eine andere Stimme bedeutet auch einen anderen Menschen. Es könnte sein, daß Sie zwar eine Harmonie zwischen Ihrem Wesen und Ihrer womöglich sehr zarten, leisen Stimme empfinden, aber den Wunsch haben, sich besser durchsetzen zu können, sich hier und da einmal zur Wehr zu setzen, wo Sie es bisher nicht gewagt haben.

Vor jeder Therapie, vor jedem sinnvollen Übungsprogramm müssen Sie klären: Was will ich? Was tue ich? *Was will ich ändern?* Was kann ich überhaupt ändern?

Die Antwort auf diese Fragen wird Ihnen weder dieses Buch noch ein Therapeut abnehmen. Wer Sie sind und wieweit Ihre Stimme mit Ihnen homogen, »stimmig« ist für Ihre Person, in Ihrer Situation, mit Ihrem Charakter, wissen nur Sie.

≡ Die Bedeutung der Norm

Wir möchten Sie ermutigen, Normen gegenüber einen skeptischen und souveränen Standpunkt zu bewahren. Versuchen Sie sich, soweit es geht, von gesellschaftlichen, beruflichen und sozialen Zwängen zu befreien, suchen Sie aber dann mit den Gegebenheiten, die Sie auch vollständig akzeptieren sollten, einen »gesunden« Kompromiß zu schließen, der Sie am Ende sagen läßt: »Meine Stimme ist für mich schön und gut.«

Die körperlichen Voraussetzungen für die Stimmbildung

Jede Stimme hat ihren eigentümlichen Klang. Einer der vielen Gründe dafür ist ein komplexes System von körperlichen Bedingungen, die den Stimmklang ausmachen. Gemeint sind im Moment zunächst nicht die krankhaften Veränderungen der Stimme oder des Körpers überhaupt, auf die ausführlich ab Seite 38 eingegangen wird, sondern die »normalen« Erscheinungen, die sich auf den stimmlichen Klang auswirken. Wir alle machen die Erfahrung, daß man schon am Telefon sofort erkennen kann, ob der Gesprächspartner männlichen oder weiblichen Geschlechts ist. Auch von dem Aussehen des anderen machen wir uns, ohne unmittelbar darüber nachzudenken, eine bestimmte Vorstellung, die uns unter Umständen ausrufen läßt: »Sie habe ich mir ganz anders vorgestellt«, ohne daß wir sagen könnten, wie wir uns denn den Anrufer vorgestellt haben. Auch über das Alter können wir meist allein schon über die Stimme vage Angaben machen, zumindest ist die kindliche Stimme von der des Erwachsenen zu unterscheiden. Oft sprechen wir von einer »jugendlichen« Stimme, wenn der Mensch, der sich hinter der Stimme verborgen hat, älter ist als wir dachten. Gelegentlich geschieht es uns, daß wir fremde Menschen sprechen hören, deren Stimme uns eigentümlich berührt, weil wir den Eindruck haben, daß sie nicht zu ihnen paßt. Die Stimme ist also ein Identifikationszeichen der Person, jedenfalls in den meisten Fällen. Nicht jede Stimme also können wir anstreben, haben wollen, nur weil sie uns vielleicht gefällt, denn unser Körper stellt seine Bedingungen, mit denen wir uns auseinanderzusetzen haben.

Das Geschlecht

So wie das Geschlecht sich auf den Klang der Stimme auswirkt – der Mann hat in der Regel längere Stimmbänder, die entsprechend tiefer klingen –, wirkt sich auch der gesamte Körperbau und das hormonelle System aus.

Transsexuelle machen die schmerzliche Erfahrung, daß die Umstellung der Stimme zu den schwersten Aufgaben ihrer Umwandlung gehört, da selbst dann, wenn es ihnen gelingt, sich an eine neue Stimmhöhe zu gewöhnen, oft das typisch weibliche oder typisch männliche Timbre weiterhin zu vermissen bleibt.

☰ Der Körperbau

Der unterschiedliche Stimmklang von Mann und Frau liegt nicht zuletzt an dem größeren Kehlkopf des Mannes, dessen Wachstum nicht rückgängig zu machen ist. Die *Körpergröße* »bestimmt« entscheidend die Stimme. Im allgemeinen haben große Menschen tiefere Stimmen. So zeigen Statistiken, daß die meisten Sopranistinnen unter 1,70 m groß sind, während die meisten Bässe über 1,70 m groß sind. Unabhängig von der Größe sind die Dimensionen der die Resonanz erzeugenden Hohlräume des Menschen mit an den Klangbildern der Stimme beteiligt. Je weiter der *Brustraum,* je größer der Abstand zwischen *Kehlkopf* und *Rachen,* desto tiefer klingt die Stimme. Weiter spielt die *Mundhöhle* eine Rolle, die Form der Zunge und der Stimmbänder. Dünne schmale *Stimmlippen* erzeugen einen anderen Klang als dicke, kräftige. So kann der Facharzt durchaus aufgrund einer genauen Prüfung der physiologischen Voraussetzungen etwas über den zu erwartenden Stimmklang und über die Möglichkeiten der Stimme sagen. Keineswegs ist damit aber die Gewähr für eine Gesangskarriere gegeben und auch nicht umgekehrt dafür, die künstlerische Laufbahn zu verwehren, nur weil diese oder jene physiologische Bedingung nicht optimal ist für eine stimmliche Ausbildung als Sänger oder Schauspieler. Andere nicht körperliche Bedingungen können Mängel ausgleichen.

Fähigkeiten wie hohe Musikalität oder eine vorzügliche Stimmtechnik spielen eine große Rolle für den Erfolg. Sogar *Asymmetrien* werden oft durch andere Dinge ausgeglichen, so daß sie nicht hörbar und nicht beeinträchtigend sind. Allerdings muß man sich darüber klar sein, daß organische Veränderungen dieser Art im Prinzip Auswirkungen auf die Stimme haben und gelegentlich unveränderliche Konsequenzen für den Stimmklang mit sich bringen. Lesen Sie dazu Seite 58, wo auf die folgenreichsten Asymmetrien wie Überkreuzung der Aryknorpel, zu steile Gaumenwölbung und andere Gegebenheiten eingegangen wird.

Wichtig ist in all diesen Fällen, daß die kleinen Ungewöhnlichkeiten nicht überschätzt werden, daß der Betroffene sie als Gegebenheiten akzeptiert und sich, wenn er unter den Konsequenzen stimmlicher Art leidet, entschließt, mit einer guten Stimmbildung das Maximum für seine Stimme anzustreben. Eine gute Atmung, eine gute Technik kann vieles verbessern, weil es den wenigsten gegeben ist, von Natur aus ihre optimalen Bedingungen voll auszuschöpfen. Therapien sind immer sinnvoll, zumal sich durch physiologische Asymmetrien oft Verspannungen in anderen Bereichen gebildet haben, mit denen der Betroffene intuitiv versucht hat, seinen Klang zu verbessern. Damit wird aber in den meisten Fällen gerade das Gegenteil erreicht. Verspannungen verbessern, wenn überhaupt, nur für einen kurzen Augenblick und verschlechtern auf die Dauer.

≡ Die Kinderstimme

Die Stimme des Menschen macht im Lauf des Lebens eine natürliche Veränderung durch, die ebenso »hörbar« ist, wie sein *Wachstum* und sein Altern sichtbar sind. Die Stimme des Kindes ist hoch und umfaßt im Normalfall bis zur Pubertät nur etwa anderthalb Oktaven. Wenn Kinderstimmen rauh und krächzend sind, sollte ein Arzt aufgesucht werden. Wenn es sich um keinen entzündlichen Prozeß handelt, sind es meist Dysphonien oder Schreiknötchen, die sich in der Regel mit dem Wachstum verlieren. Genaueres über Knötchen finden Sie auf Seite 53 f.

Die Therapie von solchen kindlichen Störungen ist nur dann sinnvoll, wenn der Stimmklang stark gestört ist, das heißt, wenn die Stimme nahezu aphon, also klanglos ist. Man sollte die Bedingungen des Kindes zu verbessern suchen und die Situationen reduzieren, die es veranlassen, viel und laut zu schreien. Fußball spielen sollte, es sei denn, dem Kind liegt sehr viel daran, durch einen anderen Sport, der *weniger Stimmaufwand* erfordert, ersetzt werden. Zumindest darf ausnahmsweise ein Kaugummi genehmigt werden, das die Kinder manchmal daran hindert, gleich draufloszuschreien. Ein gutes *Vorbild* der

Erwachsenen, nämlich nicht von weitem zu rufen, nicht durch das ganze Haus zu schreien, sondern hinzugehen zu dem, von dem man etwas möchte, würde häufig Belastungen ersparen. Manches Kind kommt zu Hause im Kreise der Erwachsenen und älterer Geschwister zuwenig zu Wort, muß also laut dazwischenreden, um beachtet zu werden. Da Kinder generell dazu neigen, laut zu sprechen, ist einer einmal geschädigten Stimme nur mit Geduld und Hoffnung auf das Heranwachsen zu begegnen. Es ist »normal«, daß Kinder laut sprechen.

Normal ist auch, daß manche Kleinkinder, häufiger Knaben, eine große *Unmusikalität* zeigen und nicht in der Lage sind, selbst ein einfaches Liedchen zu singen. Man nennt sie »Brummer«, braucht aber diesem Phänomen keine allzu große Bedeutung beizumessen. Eine musikalische Förderung ohne Zwang ist nützlich. Überhaupt ist anzumerken, daß die Musikalität sich erst im Grundschulalter voll entwickelt und ein hoher Prozentsatz von Kindern vor dem 9. Lebensjahr nicht in der Lage ist, korrekt zu singen. Keineswegs ist das ein Zeichen für generelle Unmusikalität, allerdings ein Hinweis dafür, daß vermutlich keine ausgeprägte musikalische und speziell stimmliche Begabung vorliegt. Mit Kindern zu singen ist gut, nicht nur für die Ausbildung einer musikalischen Entwicklung, sondern für das Hörenlernen des Kindes, für seine seelische Reifung und für das Verhältnis des Erwachsenen zu seinem Kind. Miteinander singen schafft eine Gemeinsamkeit, die leider in unserer Zeit als Tradition und Gewohnheit verlorengegangen ist. Der Erwachsene sollte sich dabei bewußtmachen, daß er seine normale, eben natürlicherweise tiefere Stimme auch mit dem Kind benutzt. Das Kind wählt von selbst den entsprechenden Ton, den es singen kann; wenn es in der musikalischen Entwicklung fortgeschritten ist, wählt es auch den richtigen Ton. Wenn es aber »daneben singt«, ist das nicht so entscheidend wie das harmonische stimmliche Vorbild des Erwachsenen. Siehe dazu auch in dem Kapitel »Beruf und Stimme« den Abschnitt über die Probleme der Erzieher und Erzieherinnen, Seite 123. Das Kind lernt über die Nachahmung und so sind manche Dinge, die als störend kritisiert werden, nur Imitation dessen, was ihm von den Eltern vorgemacht wird.

☰ Die Pubertät

Das *Vorbild* spielt in der Phase der Pubertät ebenfalls eine große Rolle. Während der Mutation machen Jungen und Mädchen eine natürliche Entwicklung durch, die auch ihre Stimme vorübergehend erheblich beeinträchtigt, die des Jungen mehr als die des Mädchens. Über die physiologischen Hintergründe siehe ab Seite 49.

Mit dem übrigen *Wachstum* wächst auch der Kehlkopf, wachsen die Stimmbänder und *Hormone* verändern das körperliche System entscheidend. Die Veränderungen beim männlichen Geschlecht sind in bezug auf die Stimme ausgeprägter, der Winkel der Schildknorpelplatten verändert sich um 30 Grad, die Stimmbänder wachsen mehr, die männlichen Hormone verändern sich gravierender. Während diese Zeit an den meisten Mädchen, was die Stimme anbetrifft, unbemerkt vorbeigeht, die kindliche Stimme sich allmählich zur reifen Frauenstimme herausbildet, spürt der Junge den Umbruch tatsächlich als Bruch, den sogenannten »*Stimmbruch*«. Der brüchige Klang, das Kippen der Stimme von hohen Fisteltönen zu tiefen Baßklängen, ist normal und sollte nicht verspottet werden. Nach etwa einem Jahr ist meistens das Schlimmste überstanden, und die Stimme hat sich beim Sprechen in einer männlichen Lage eingependelt. Belastbar ist die Stimme erst wieder, wenn das Wachstum abgeschlossen ist, beim Jungen mit etwa 18 Jahren. Mädchen können meist schon mit 17 wieder unbefangen mit ihrer Stimme umgehen.

Der Junge sollte, wenn er gerne singt, gut beraten sein und seine Stimme nicht während der Pubertät in der einen oder anderen Lage forcieren, das heißt, er sollte grundsätzlich vorsichtig sein. Es gibt *Gesangsliteratur*, die extra für den Stimmbruch geschrieben ist. In den meisten Fällen aber wollen Jugendliche in dieser Zeit nicht singen und man sollte ihren Wünschen nachgeben. Wenn nach einem Jahr keine Normalisierung eingetreten ist, darf der Gang zum Arzt nicht verschoben werden, weil es sinnvoll ist, rechtzeitig eine helfende Stimmtherapie zu beginnen, die den Heranwachsenden dabei unterstützt, seine richtige Stimmlage zu finden und zu stabilisieren. Je länger die Störung dauert, desto mehr manifestiert sich ein falscher Gebrauch der Stimme, der schwer korrigierbar wird. Häufig verbindet sich die Störung mit der

Angst vor der *Männlichkeit*. Die Kameraden hänseln den Freund, die Mädchen lachen über den spärlich sprießenden Bart, und oft sind im Elternhaus überflüssige Frotzeleien zu hören, die es dem jungen Mann schwermachen, seine neue Rolle anzunehmen. Manche Mutter trägt einen guten Teil Schuld mit an der Verzögerung, weil sie ihr Kind nur ungern gegen den flüggen jungen Mann eintauschen möchte. Mütterliches Verwöhnen versucht den Heranwachsenden in seinem kindlichen Status zu halten. Die Umgebung des Jungen ist in vielen Fällen das, was als erstes therapiert werden muß. Gelegentlich ist auch die familiäre Situation, das fehlende Vorbild einer männlichen Stimme, mitverantwortlich für die verzögerte Mutation. Statistisch haben wir bei Jungen, die in einem Frauenhaushalt ohne Vater aufwachsen, einen hohen Prozentsatz an Mutationsstörungen der Stimme.

Vergleichbare Probleme finden sich auch beim weiblichen Geschlecht. Meistens kommen die Mädchen erst als junge Frauen im Alter zwischen 20 und 30 mit stimmlichen Problemen in die Praxis. In vielen Fällen stellt sich heraus, daß ihre stimmliche Mutation nicht vollständig abgeschlossen ist. Die Stimme klingt nach wie vor kindlich und unerwachsen. Das pubertierende Mädchen muß sich wegen der geringfügigen und sukzessiven Entwicklung seiner Stimme nicht unmittelbar mit seiner stimmlichen Veränderung auseinandersetzen. Die Stimme streikt nicht, wenn sie den kindlichen Grundton beibehält, sie kippt nicht alarmierend in die richtige tiefere Lage, so daß die Versuchung, alles beim alten zu lassen, groß ist. Häufig ergänzt sich auch bei den Mädchen die Furcht vor dem Erwachsenwerden, sie möchten gern zu Hause bleiben, die Ausbildung am heimatlichen Ort machen, um das behütende Elternhaus nicht verlassen zu müssen. In solchen Fällen ist der Schritt, von zu Hause fortzugehen, entscheidend für den Weg zu einer tieferen *Frauenstimme*. Manchmal ist der Wille, sich zu dem neuen Dasein als Frau zu bekennen, vorhanden, aber die Stimme ist in ihren alten Bewegungen eingeschliffen, so daß sie sich nicht ohne die Unterstützung eines Therapeuten richtig einschwingen kann. Der Mut zum tieferen Sprechen, zum selbstbewußten Auftreten, zum eigenständigen, eigenverantwortlichen Handeln muß gefunden werden. Um erwachsen klingen zu wollen, muß man erwachsen sein wollen.

≡ Der alternde Mensch

Die einmal erwachsene Stimme bleibt nicht das ganze Leben lang gleich, sondern sie unterliegt einem Alterungsprozeß, der normalerweise bei Frauen um den Beginn der *Wechseljahre* und bei Männern um das 60. Lebensjahr herum relevant zu werden beginnt. Die hormonellen Veränderungen wirken sich auf die Stimme aus. Dazu macht sich auf die Dauer die allmähliche Verkalkung des Kehlkopfgerüstes bemerkbar. Die muskuläre Substanz baut sich ab, und die Sekretion der Schleimhäute verringert sich. Gelegentlich tritt ein Tremolo in den Stimmklang. Das ist jedoch weit weniger schrecklich, als es sich bei der Aufzählung der Symptomatik anhört. Bei guter gesundheitlicher, physischer und psychischer Verfassung klingt die Stimme des Menschen bis ins hohe Alter nur um weniges anders als in jüngeren Jahren. Bezeichnenderweise sind es gerade die Menschen, denen man ihr Alter am wenigsten anmerkt und die am jüngsten wirken, die ihr Alter akzeptieren und keinen Hehl daraus machen, sondern die Möglichkeiten ihrer *Lebensphase* genießen, ohne dem nachzutrauern, was ihnen nicht mehr möglich ist. Die Veränderungen und in gewisser Weise auch die Einschränkung der stimmlichen Leistung sind normal und können nicht durch Medikamente weggezaubert werden. Viele Patienten, die sich wegen solcher »normalen« Beeinträchtigungen an den Arzt oder den Therapeuten wenden, sollten sich zu einem größeren Selbstbewußtsein entschließen. Es ist bedauerlich, daß wir in einer Zeit leben, in der das Alter nicht wegen seiner Weisheit gesucht und gefragt wird, sondern im Gegenteil die Gesellschaft einem törichten *Jugend- und Schönheitswahn* unterliegt, der die Wirklichkeit des Lebens verdrängt, und damit gerade im Bereich der Gesundheit erheblichen Schaden anrichtet. Wenden Sie sich gegen solche Tendenzen. Stehen Sie zu Ihrem Alter, seien Sie stolz auf Ihr gelebtes Leben. Die anderen werden Ihnen folgen. Und, möchten wir nicht alle alt »werden«? Wie läßt sich das vereinbaren damit, daß wir nicht alt »sein« wollen. Weniges ist erfreulicher und ermutigender, als alten Menschen zu begegnen, die mit Würde, Heiterkeit und Energie ihrer Arbeit, ihren Interessen nachgehen und der Welt aufgrund ihrer Erfahrung etwas zu sagen haben.

≡ Die allgemeine Gesundheit

Wenn man von all den genannten natürlichen Erscheinungen, die auf die Stimme wirken, absieht, so sind jetzt die körperlichen Bedingungen zu erwähnen, die sich als Konsequenzen von Krankheiten ergeben. Alle Krankheiten, die die Atmung beeinträchtigen, wirken sich aus, das heißt Herz- und Gefäßerkrankungen, Bronchialasthma, Lungenemphysem, Schilddrüsenerkrankungen und viele andere, siehe auch Seite 39. Hinzu kommen alle postoperativen Schäden, die die Leistung oder den Klang der Stimme verändern. Zu den einzelnen Bedingungen kann an dieser Stelle aufgrund der Vielfalt der Möglichkeiten nichts gesagt werden, aber es bleiben einige Ratschläge, die generell gelten.

In all diesen Fällen ist die Störung der Stimme eine *Folgeerscheinung,* die abhängig ist von einer Ursache, die nicht mit der Stimme zusammenhängt. Die beste Hilfe wäre also, die auslösende Krankheit zu heilen. In vielen Fällen besteht diese Möglichkeit nicht, so daß die Frage bleibt, wie man jetzt mit seiner Stimme umgeht. Es ist ratsam, eine möglichst effiziente Atmung zu erlernen, die nicht nur für die Tragfähigkeit und die Funktion der Stimme von Nutzen ist, sondern in der Regel auch das Allgemeinbefinden verbessert und damit auch die Symptomatik der auslösenden Krankheit. Ein *Stimmtraining* verbessert in nahezu allen Fällen den Klang, weil die meisten Menschen, es sei denn, sie haben ohnehin beruflich mit der Stimme zu tun, ihre stimmlichen Möglichkeiten, auch die eingeschränkten, nicht richtig nutzen. Ein tägliches Training stabilisiert und erhält die vorhandenen Funktionen. So wie jeder sich darüber im klaren ist, daß Gymnastik auf die Dauer und nicht nur während der kurzen Zeit einer akuten Erkrankung sinnvoll ist, sollte man auch die Notwendigkeit von täglichen Stimmübungen akzeptieren, wenn eine Einschränkung der Stimmfunktion vorliegt.

Der schwerste, aber befriedigendste Weg führt dahin, daß das Problem angenommen wird und der Patient sich mit Unabänderlichem optimal zu arrangieren lernt. Wenn eine körperliche Einschränkung da ist, die nicht verändert werden kann, hilft die Verzweiflung wenig. Suchen Sie in Ihrer speziellen Situation Rat bei Fachleuten. Vielleicht eröffnet Ihnen zum Beispiel eine Berufsberatung *neue Perspektiven.* Wenn Sie seelisch mit Ihrer Situation nicht allein fertig werden, wenden Sie sich an psychologische Beratungsstellen, die Ihnen helfen können, neue veränderte Wege zu beschreiten. Für viele Krankheiten gibt es Selbsthilfegruppen oder spezielle Beratungsstellen, die Sie über die örtlichen Krankenkassen erfahren können. Ziehen Sie die Konsequenzen aus Ihrer Situation, indem Sie sich nicht unnötig strapazieren, aber auch keine unnötige Schonung auferlegen. Messen Sie Ihrem veränderten Stimmklang sowenig wie möglich Beachtung bei. Machen Sie sich klar, daß Sie nicht im eigentlichen Sinne »stimmkrank« sind. Die Störung der Stimme ist ein Symptom, aber kein eigenständiges isolierbares Problem. Versuchen Sie sich damit zu trösten, daß es immer noch Schlimmeres gibt, und seien Sie dankbar und stolz, wenn es Ihnen gelingt, Ihre Stimme mit einer guten Technik zu verbessern.

Die sozialen Bedingungen der Stimme

Wir haben schon darauf hingewiesen, daß die unterschiedlichen Nationen voneinander abweichende soziale Bedingungen haben, die zu ungleichen stimmlichen Verhaltensweisen führen.

Aber auch die Verhältnisse in der engeren Umgebung schaffen bestimmte Bedingungen, die sich auf die Stimme auswirken können. Es gibt *schichtenspezifische* Auffälligkeiten, auf die wegen ihrer komplexen Problematik an dieser Stelle nicht genauer eingegangen werden soll. Als Beispiel sei nur genannt, daß in romanischen Ländern in der sogenannten Oberschicht auffallend leise gesprochen wird, während gemeinhin der Eindruck entsteht, daß Südländer aufgrund ihres Temperaments lauter sprechen als nördliche Völker. Doch überlassen wir diese Fragestellungen den Forschungen der Soziologie und betrachten statt dessen das nähere Umfeld des einzelnen.

≡ Die Familie

Die familiäre Situation spielt für jeden Menschen eine entscheidende Rolle, insbesondere für den Heranwachsenden. Wird in einer Familie ein ausgeprägtes musikalisches Leben geführt, wirkt sich das auf alle Familienmitglieder aus, selbst wenn sie nicht die gleiche musikalische Begabung haben. Musizieren und Singen, ebenso wie intensives Hören von *Musik,* gemeint ist nicht Musik, die als Geräuschkulisse nur im Hintergrund »dudelt«, wirkt sich auf die Hörgewohnheiten aller aus. Menschen, die differenziert zu hören gelernt haben, leiden seltener unter stimmlichen Problemen als andere. Negativ kann sich ein solches Ambiente auswirken, wenn auf einzelne Familienmitglieder, die nicht mit der gleichen Freude und Begabung der Musik zugeneigt sind, Druck ausgeübt wird und Leistungen im stimmlichen Bereich erzwungen werden, die nicht den Fähigkeiten entsprechen. So geschieht es, daß Singstimmen aufgrund dominierender singender Eltern in die falsche Lage gezwungen werden, weil das Vorbild zu stark ist, als daß sich der Heranwachsende in die richtige Lage der eigenen Stimme hineinfühlen kann. Erbliche Anlagen sind mitverantwortlich für die Qualität und den Typ einer Stimme, aber man kann keinesfalls davon ausgehen, daß die Tochter einer Altistin notwendigerweise auch im Alt gut aufgehoben ist. Ebenso besteht die Gefahr, daß der jugendliche Sänger zu früh in die erwachsene, tiefe Lage hineingeht, die seinem Wachstum noch nicht entspricht, weil er dem elterlichen Vorbild zu folgen neigt.

Ein begabter Junge mit einer bühnenfähigen Knabenstimme stellt eine besondere Anforderung an das Elternhaus. Eltern und natürlich auch der Knabe selbst leiden, wenn die eintretende Mutation die Stimme verändert und die Karriere des Chorknaben jäh beendet. Nichts ist verhängnisvoller, als durch Forcieren die Knabenstimme mit Gewalt erhalten zu wollen. In gut geführten Chören wird dieser Gefahr entschieden begegnet.

In Familien, in denen die Musik keine übergeordnete Rolle spielt, sind es andere Dinge, die sich »auf die Stimme legen können«. Die leider heutzutage übliche Hintergrundmusik und der stets laufende Fernseher verhindern nachhaltig eine richtige Einstellung zu der eigenen gesprochenen Sprache und damit zur eigenen Stimme. Die Hörkontrolle ist durch das ständig mitklingende Geräusch im Hintergrund erheblich gestört. Die Reaktion darauf kann konträr sein, aber sie bleibt nicht aus. Je nach Charakter wird verschieden reagiert. Das ungeduldige Kind versucht, mit einer lauten Stimme »dagegen anzureden«, manch resignierter Erwachsene sagt nichts mehr, wenn er wiederholt ein »Was hast du eben gesagt?« auf seine Bemerkung zur Antwort erhält. Die mangelnde Konzentration auf *Sprache,* die reduzierte Sprachkultur, wirkt sich bei sensiblen Menschen auf die eigene Stimme aus. Oft ist das gemeinsame Gespräch dem gemeinsamen Fernsehen gewichen, so daß weder das Dem-anderen-zuhören, noch das Sich-selbst-hören kultiviert werden können. Jede Beeinträchtigung der Stimme wird durch solche Umstände verschärft. Eine vorhandene Heiserkeit verschlimmert sich, weil der Betroffene die Stimme forcieren muß, und eine schlecht sitzende Stimme kann nicht korrigiert werden, weil eine Eigenkontrolle kaum möglich ist. Machen Sie Ihre Familie darauf aufmerksam, daß Sie ein Problem mit der Stimme haben, dem Sie leichter begegnen können, wenn man sich Zeit und »*Ruhe*« nimmt, Ihnen zuzuhören.

≡ Die häusliche Situation

Abgesehen von der familiären Umgebung kann sich die häusliche Situation belastend auswirken. Dann ist guter Rat im wahrsten Sinne des Wortes teuer. Eine laute *Wohngegend* stellt eine Gegebenheit dar, die nicht zu ändern ist, mit der man sich abfinden muß, ebenso ein hellhöriges Haus, das es unmöglich macht, daheim unbefangen Stimmübungen zu machen. Ebenso schwer ist zu helfen, wenn die Wohnung feucht ist oder zu kalte Umgebung häufige Reizungen der Schleimhäute auslöst. In drastischen Fällen ist ein Gespräch mit dem Hausbesitzer angeraten oder, wenn die finanziellen Mittel es zulassen, ein Umzug dringend zu empfehlen. Sind die Räume einer *Wohnung* zu trocken, was in den meisten Neubauten der Fall ist, kann man Abhilfe schaffen. Häufiges Lüften, sparsames Heizen, Wasserbehälter auf allen Heizungen verbessern die Situation erheblich. Überheizte Räume und ebenso übertrieben kalte Räume schaffen für die Stimme natürliche Probleme, die man durch ein Gespräch mit den Mitbewohnern zu lösen versuchen sollte.

≡ Der Alleinstehende

Die äußerlichen Bedingungen sind weniger schwerwiegend als die soziale Stellung innerhalb der Gemeinschaft. *Der alleinstehende Mensch,* der nur außerhalb des Hauses redet, hat besondere Stimmprobleme. Der verheiratete Kollege kommt ins Büro und hat schon mehr als eine Stunde gesprochen, während der Alleinstehende nach einem schweigsamen Wochenende am Montagmorgen in der Konferenz die ersten Worte nach einer langen Pause spricht, die ihm dann nicht klar und souverän aus dem Mund kommen, ihm im »Halse stecken bleiben«. Viele Patienten klagen über die *»Montagsstimme«.* Hilfreich sind in allen Fällen regelmäßige Stimmübungen am Morgen, bevor man zur Arbeit geht. Kein Sportler beginnt einen Wettkampf, bevor er sich nicht warmtrainiert hat. Die Stimme braucht die gleiche Pflege. Auch ein Sänger singt sich ein. Das »Einsprechen« ist eine Notwendigkeit, die im Grunde für alle besteht, die aber für empfindliche Menschen zu einer unbedingten Pflicht werden kann.

≡ Die Großfamilie

Mancher ist aufgrund einer großen, anstrengenden Familie privat stimmlich so belastet, daß die Probleme bereits von daher erklärbar werden. Eine Mutter, die mit der Erziehung ihrer tobenden Kinder nicht zurechtkommt, wird oft zu laut schimpfen oder gar schreien, um der Situation Herr zu werden. Der Weg aus dieser aussichtslos erscheinenden Situation führt eher zu einer Erziehungsberatung als zu einer Stimmtherapie, die nur ergänzenden Charakter haben könnte. Manchmal allerdings ist gerade die Stimme an der Schwierigkeit schuld, weil die Mutter zu schnell und zu unmotiviert, schrill und aggressiv auf einen kindlichen Verstoß reagiert. Siehe dazu auch die Kapitel »Stimme und Kommunikation« ab Seite 107 und »Die psychologische Komponente« ab Seite 119.

Für eine Frau ist es schwierig, in einem reinen *Männerhaushalt* zu leben, ebenso wie für einen Mann, sich in einem *Frauenhaushalt* zu behaupten. Beide Situationen können Probleme für die Stimme mit sich bringen. Eine sichere, der eigenen Person entsprechende Stimme bewirkt am ehesten, »gehört« zu werden und nicht in der Übermacht der anderen unterzugehen. Das Selbstbewußtsein dessen, der der »Andere« ist, gibt in einer heterogenen Gemeinschaft die beste Voraussetzung für eine richtige, angemessene Stimme.

Der alte Mensch in der Gemeinschaft einer großen Familie genießt nicht nur Vorteile, sondern leidet zuweilen unter der stimmlichen Übermacht der jungen Familie. Gespräche, die einen Kompromiß anstreben, der sowohl das Recht der Jungen auf »Lärm« als auch das Recht des alten Menschen auf Ruhe berücksichtigt, bringen die Lösung in einer solchen Konstellation. Im Gespräch sollte der alte Mensch zu Wort kommen können, ohne daß er die Stimme »erheben« muß, um durch den Lärmpegel der anderen hindurchzudringen.

≡ Die familiäre Konstellation des Kindes

Die Stellung eines Kindes innerhalb der Geschwisterreihe spielt ebenfalls eine gewichtige Rolle. Es muß eingeräumt werden, daß alle Konstellationen zu Problemen führen können. Jede Rolle hat ihre Schwierigkeiten, die des Jüngsten ebenso wie die des Ältesten. Auch die Position des mittleren Kindes kann ungünstig sein. Gerade bei diesen Kindern gibt es häufig Schreiknötchen, vielleicht weil die Älteren sich bereits durchzusetzen wissen, und die Jüngeren wegen ihrer Hilfsbedürftigkeit ohnehin noch mit größerer Aufmerksamkeit von den Eltern beachtet werden. Das mittlere Kind meint sich nur mit lauter, schreiender Stimme verständlich machen zu können, oder es verspannt sich, weil es nicht davon ausgehen kann, Gehör zu finden. Ob ein Kind mit der Rolle, die es in der Familie durch den Zeitpunkt seiner Geburt spielen muß, gut oder schlecht zurechtkommt, hängt von seiner Sensibilität und seiner charakterlichen Struktur ab. Der aufmerksame Erwachsene muß der Reaktion des Kindes Rechnung tragen und versuchen, seiner speziellen Situation durch erhöhte Aufmerksamkeit zu begegnen. Oft sind die nach außen lauten Kinder im Grunde die eigentlich »leisen«, das heißt die, deren Wünsche nicht ohne weiteres geäußert und erhört werden.

Auch Kinder in großen Familien mit vielen Geschwistern neigen zu stimmlicher Überreaktion, die einmal aus dem häuslichen Lärmpegel und andererseits aus der Notwendigkeit, sich von klein an gegen viele durchsetzen zu müssen, resultiert. Nicht immer kann dem abgeholfen werden, aber die Störung ist selten gravierend und sollte nicht unnötig problematisiert werden. Lesen Sie dazu auch das Kapitel über kindliche Stimmstörungen Seite 93 und »Körperliche Bedingungen« Seite 91.

≡ Die Arbeitswelt

Außerhalb der häuslichen Umgebung ist es die Arbeitswelt, die von Fall zu Fall verschiedene Probleme für den einzelnen mit sich bringt, die Sie gesondert behandelt in dem Kapitel »Beruf und Stimme« finden. Einiges läßt sich verallgemeinern. *Raumbedingungen* können sich negativ auf die Stimme auswirken. Vollklimatisierte Räume sind zu trocken, trotz automatischer Befeuchtungsanlagen, die selten zu befriedigenden Lösungen führen. Ein eigener Luftbefeuchter direkt neben dem Arbeitsplatz, eine Papyruspflanze, die im Wasser steht, auf dem Schreibtisch, eine Flasche Wasser zum Trinken können das Klima erträglicher machen. Ein anderes, kaum zu umschiffendes Problem ist das Großraumbüro, in dem beständiger Lärm einerseits und der Zwang zur Rücksicht auf die Mitarbeiter andererseits einen normalen, natürlichen Stimmklang unmöglich machen. Man telefoniert und konferiert mit verhaltener Stimme, weil es nicht anders geht. Eine gut geschulte Stimme vermag auch leise zu reden, ohne dabei verkehrte Spannungsverhältnisse zu erzeugen. Einfach ist das nicht und ohne die Hilfe eines Therapeuten kaum zu erlernen. Es gibt Menschen mit robusten Stimmen, die von Natur aus eine gute Fähigkeit haben, ihre Stimmorgane der jeweiligen Situation perfekt anzupassen, die daher keine Probleme bekommen. Normalerweise klagen Angestellte in Großraumbüros über Räusperzwang. Das Bedürfnis ständig zu hüsteln kommt von der permanenten »Unterspannung« der Stimmlippen, die mit Verkrampfungen in anderen Bereichen einhergeht. Siehe auch dazu den Abschnitt über supraglottische Verkrampfungen auf Seite 42. Räumliche Bedingungen werden ebenfalls für Pädagogen wesentlich und für alle Menschen, die in Sprechberufen arbeiten. Siehe dazu auch das Kapitel über »Beruf und Stimme« Seite 123 und »Stimme als Mittel der Rhetorik« Seite 112.

Die Position innerhalb der beruflichen Tätigkeit hat ihre Konsequenzen für die Stimme. Den Vorgesetzten sollte man nicht ständig »übertönen«, um ihn nicht zu verärgern, und der Vorgesetzte seinerseits sollte sich nicht durch einen lauten Befehlston auszeichnen, der seinen Mitarbeitern in unangenehmer Weise dokumentiert, »wer hier das Sagen hat«.

Beruflicher Druck, der sogenannte *Streß,* kann ebenso zu Verspannungen führen wie falscher Ehrgeiz und Lustlosigkeit. Die Stimme entlarvt die Einstellung des Sprechenden. Eine Reflexion der beruflichen Tätigkeit und der inneren Einstellung zu dem, was man tut, ist nötig, wenn sich stimmliche Probleme zeigen. Oft ist die Stimme, die »verstimmte Stimme«, Zeichen einer tiefergehenden »Verstimmung«.

Jede ungern oder mit falschen Voraussetzungen und Hoffnungen aus-
geführte Tätigkeit führt irgendwann zu körperlichen Reaktionen,
wobei neben den Magengeschwüren die Stimmstörung zu den häufigsten gehört. Seine eigenen Ziele und Möglichkeiten vor sich selbst offen
zu klären, ist schwierig. Wenn man es einmal getan hat, sind die
Konsequenzen leichter zu ziehen, als man vorher ahnt. Das Ziel sollte
sein, die eigene Situation als die beste aller Möglichkeiten zu bejahen.

≡ Die Umwelt

Es gibt Bedingungen, die uns unsere Umwelt schafft, der wir
alle ausgesetzt sind, ohne sie beeinflussen zu können. Der Lärm der
Großstadt, die schlechte Luft, die klimatischen Irritationen, die Gift-
stoffe lösen Nervosität und Allergien aus, machen uns krank in vielfa-
cher Weise, ohne daß wir uns dagegen wehren können. Selbst politisches und soziales Engagement kann kurzfristig an der Symptomatik
der Probleme nichts ändern. Mit den Konsequenzen, die unsere Umwelt
für unsere Gesundheit hat, müssen wir zurechtkommen. Einen Rat
kann man schwerlich geben.

Stimme und Kommunikation

≡ Die Sprache

Sprache ist in unserer Gesellschaft das wichtigste Mittel der Kommunikation. Menschen, die durch Unfall oder Krankheit die Möglichkeit verlieren, sprachlich zu kommunizieren, leiden schmerzlich unter dem Verlust und haben große Schwierigkeiten, sich wieder in die Gesellschaft zu integrieren.

Die Stimme als Träger der Sprache ist zu einem der wichtigsten Organe geworden, obwohl sie zur Erhaltung unseres Lebens nicht unbedingt notwendig ist.

Wenn die Stimme versagt, sei es auch nur durch eine harmlose Erkältung, wird uns bewußt, wie hilflos wir sind, wenn wir uns akustisch nicht verständlich machen können. Wir sind gewohnt, uns mit Worten mitzuteilen. Das, was wir nonverbale Kommunikation nennen, ist immer mehr Beiwerk geworden, ja vielleicht haben wir in dieser rationalen Gesellschaft, die ihr Hauptanliegen auf die intellektuellen und nicht auf die intuitiven Kräfte des Menschen legt, sogar wesentlich verlernt, *non-verbale* Signale und Mitteilungen aufzunehmen, zu berücksichtigen und richtig zu interpretieren.

≡ Die Aktivität

Die Stimme ist das Organ unserer Mitteilungen. Wir fragen und wir hören Antworten. Die Hinwendung zu anderen Menschen geschieht über die Stimme, mit der wir »Laut geben«. Sie geht nach außen. Tatsächlich entsteht Stimme, indem der Luftstrom aus unserem Körper herausströmt. Sie ist also immer ein Zeichen von Hinwendung nach außen, auf einen anderen zu, sonst hätte sie keinen Sinn. Stimme von sich geben, reden, sprechen heißt, sich an den anderen wenden, heißt aktiv sein. Insofern ist die Überlegung von COBLENZER und MUHAR konsequent und richtig, oder genauer:»natürlich«, wenn sie die Ausatmung als das aktive Prinzip erklärt, dem die Einatmung nur als unhörbarer Reflex passiv folgen soll. Der Körper holt sich die Luft

wieder, die er aktiv nach außen abgegeben hat. Er tankt gewisserma-
ßen die Energie wieder auf, die er verbraucht hat.

Die Stimme ist also immer an Aktivität gebunden und an
Zuwendung, das heißt an Kommunikation, sonst ist sie sinnlos. Auch
das »Vor-sich-hinsingen«, das sich nicht unmittelbar an einen anderen
richtet, ist ein »Aus-sich-herausgehen«, ein »Aus-druck« der inneren
Freude, aktive Gestaltung einer Befindlichkeit, ein Hörenlassen dessen,
was innen vorgeht.

So selbstverständlich, ja womöglich banal diese Gedanken
anmuten mögen, sind sie in unserer Zeit nicht. Viele Stimmstörungen
hängen wesentlich damit zusammen, daß die betreffenden Patienten
das Gefühl dafür verloren haben, daß sie zu jemand anderem sprechen,
daß ihre Stimme irgendwohin will.

Die Stimme ist Bedingung aller Kommunikation, nicht nur im
privaten Bereich, sondern vor allem auch im Berufsleben.

☰ Die berufliche Kommunikation

Wer sich in einer kommunikativen Situation seiner Stimme
bewußt bedient, sie voll nach außen klingen läßt, wird mehr Erfolg
haben als ein anderer, dessen Stimme leise und zurückgenommen
kaum hörbar bleibt, dem man den Willen zu kommunizieren nicht
anmerkt. Der erstere wird mit seiner Stimme »durch-dringen«. Erfolg
und Karriere sind in allen Berufen mit von der Stimme abhängig, die
ein Mensch hat, von der Stimme nämlich, die ein Mensch klingen läßt
oder eben nicht klingen läßt. Gehört und verstanden werden muß man,
um bei anderen Menschen »anzukommen«, wie könnte sich sonst Erfolg
einstellen? Machen Sie sich in allen Situationen deutlich, daß nicht
allein entscheidet, was Sie sagen, sondern auch wie Sie es sagen. Nur
das, was gehört wird, kann wirken.

≡ Stimme und Stimmung

Die Stimme ist ein wichtiges Instrument unserer Persönlichkeit. »Personare« – »durchtönen« – hängt damit zusammen. Je besser wir in der Lage sind, unser jeweiliges Instrument zu spielen, desto eher werden wir dazu fähig sein, uns und unsere Wünsche zu vermitteln.

Die Stimme ist zudem Träger unserer »Stimmung«. Wenn wir »schlecht gestimmt« sind, wird es uns schwerfallen, andere Menschen zu erheitern oder gar für unsere Sache zu begeistern, die wir »stimmungslos« mit schwacher Stimme fast »stimmlos« vorbringen.

≡ Reaktion auf Stimmen

Eine gewichtige Rolle in unserem Leben spielen die Reaktionen auf Stimmen. Oft kalkulieren wir die Wirkung unserer Stimme nicht ein, obwohl wir umgekehrt täglich unsere Schlüsse aus dem Stimmklang anderer ziehen.

Lautstärke
Unsere Hörer reagieren darauf, wie wir zu ihnen sprechen. Zunächst allein deswegen, weil ihr Zuhören abhängig davon ist, ob sie uns akustisch verstehen. Wenn wir zu *leise* sprechen oder auch zu undeutlich, werden wir nur teilweise oder gar nicht verstanden. Oft gewinnt man in Vorträgen den Eindruck, daß es dem Sprechenden gleichgültig ist, ob er in der letzten Reihe gehört wird. Der Zuruf, lauter zu sprechen, hat meist nur eine kurze Wirkung, weil ein Mensch, der von sich aus leise spricht, häufig glaubt, er könne gar nicht laut reden. Man muß sich in solchen Situationen fragen, ob der Sprechende wirklich Interesse daran hat, verstanden zu werden, oder ob er seinen Text nur als Pflichtübung abliest, von der Richtigkeit des Inhalts selbst überzeugt, aber ohne den Impetus, einen Hörer von den eigenen Gedanken überzeugen oder ihm das Berichtete wirklich mitteilen, »bei-bringen« zu wollen. Ist nämlich dieser Wille da, werden die schwächsten Stimmen laut. In der Angst – ausgenommen sei hier die Schocksituation – vermag jeder um Hilfe zu rufen. In der Wut und im Zorn können die meisten laut werden.

Undeutlichkeit

Eine undeutliche Aussprache wird oft von den Sprechenden selbst nicht wahrgenommen und ist – selbst dann, wenn man sich dessen bewußt wird – schwer beeinflußbar. In manifesten Sprechgewohnheiten verankert, läßt sich die Undeutlichkeit nur durch langes, intensives und regelmäßiges Training abbauen.

Ein Hörer, der aufgrund einer undeutlichen Sprache nichts versteht, läßt sich nicht überzeugen und wird schneller unruhig und unkonzentriert. *Intensität* des Sprechens wirkt sich auf die Zuhörer aus. Ein Sprecher, der sich auf das Publikum konzentriert, gewinnt sein Publikum, während ein müder Sprecher auch bei seinen Zuhörern Gähnen auslösen wird.

Konzentration

Konzentration ist ein Spannungszustand des Nervensystems, der sich über unseren Körper hinaus auf die Umgebung zu übertragen vermag. Das hat nichts mit Parapsychologie zu tun, sondern mit der Fähigkeit unseres Körpers, ein elektromagnetisches Feld aufzubauen. Spannung überträgt sich sowohl in positiver als auch in negativer Weise. Man muß sich nur vergegenwärtigen, wie bei einem Fußballspiel eine Menge von zigtausend Zuschauern im gleichen Augenblick stöhnend ausatmet, wenn ein Torschuß danebengeht, wenn die Spannung sich löst. Die wichtigste Voraussetzung dafür, daß man sich gut konzentrieren kann, ist eine gründliche Vorbereitung. Das größte rhetorische Geschick und die beste Stimme helfen nicht viel, wenn das Vorgebrachte uninteressant ist, wenn es an sachlicher *Qualifikation* mangelt.

Emotionale Wirkung

Das Publikum reagiert auf Stimmklang nicht nur mit Zustimmung oder Ablehnung, mit Interesse oder Langeweile, sondern auch mit Emotionen. Eine Stimme kann aufgrund ihres Klanges *Aggression* auslösen oder *Begeisterung*. Sie kann *faszinieren* und sie kann langweilen. Stimmen können ihre Zuhörer in einen Rausch versetzen, der ihnen die Beurteilung des Gesagten nicht mehr in voller Distanz ermöglicht. Jeder, der vor anderen Menschen spricht, seien es viele oder wenige, sollte sich, bevor er beginnt, genau überlegen, was er erreichen will, und sich fragen, ob er selbst in der psychischen, physischen und intellektuellen Verfassung ist, sich für diese Ziele einzubringen.

Wechselwirkungen

Zwischen Rednern und Zuhörern entsteht eine Wechselwirkung, die auch die Sprechweise des Redners im Laufe des Sprechaktes
verändern kann. Wenn ein Redner kein zuhörendes und mitdenkendes
Publikum hat, wird er abgelenkt, seine Konzentration auf die Sache
läßt nach und wendet sich mehr der Situation zu. Dadurch wird die
Stimme schwächer, weniger sicher und trägt zu der nachlassenden
Aufmerksamkeit der Zuschauer noch bei.

Die gut geschulte Stimme ist ein Hilfsmittel, die schwierigen
rhetorischen Situationen zu meistern, in denen sich berufstätige Menschen befinden. Gerade dort, wo nicht private Emotionalität das Handeln prägt, sollte die Stimme ein wohl kontrolliertes Organ sein, das
hilft, die eigenen Ziele umzusetzen.

Stimme als Mittel der Rhetorik

Viele Stimmprobleme ließen sich vermeiden, wenn in allen Situationen, in denen gesprochen wird, rhetorische Grundregeln eingehalten würden.

Wir wollen uns auf die wesentlichsten vier Punkte beschränken, die vor dem Sprechen bedacht und berücksichtigt werden sollten, um der Stimme als Träger der gesprochenen Sprache optimale Möglichkeiten zu verschaffen: Sprechsituation – Sprechabsicht – Publikum – Text.

☰ Die Sprechsituation

Der Raum

Die Sprechsituation ist zunächst durch den *Raum* bestimmt. Größe und Akustik, die Position des Ortes, von dem aus gesprochen werden soll, sind zu bedenken und müssen beim Sprechen und bei der Konzeption des Textes berücksichtigt werden. Die Entscheidung für oder gegen das Mikrophon, für oder gegen ein Rednerpult, dafür, ob man im Sitzen oder im Stehen spricht, und nicht zuletzt darüber, wie lange man spricht, sind abhängig vom Raum. Fehler bei der Vorentscheidung können dazu führen, daß man seine Stimme überanstrengen muß, weil man den Bedingungen nicht gewachsen sein kann. Man sollte jeden Raum ausprobieren, bevor man sich rednerisch darbietet. Akustische Verhältnisse können anders sein, als es auf den ersten Blick scheint. Schon ein anderer Fußboden und eine andere Wandverkleidung können den akustischen Charakter eines Raumes so verändern, daß die Erfahrung in vergleichbaren Räumen ansonsten nicht hilft.

Der Lärm

Ein weiteres Kriterium, das man möglichst vorher kennen sollte, ist die Geräuschkulisse. *Lärm* von außen wirkt auf die Sprechsituation. Den Lärm, den die Zuhörer aus Desinteresse oder mangelnder Disziplin verursachen, kann man im voraus nicht beurteilen, aber auch er sollte bedacht werden. Ein Auditorium von Kindern oder Schülern ist im Normalfall unruhiger und lauter, braucht einen stärkeren, effekt-

volleren Einstieg des Redners, bevor es zur Ruhe kommt. Ein akusti-
sches Signal zu Beginn, ein origineller Einfall am Anfang der Rede
wirken Wunder. Nicht umsonst tönt auch in der Schule die Klingel. Die
Uhr an der Wand erreicht nicht den gleichen Effekt, während sie in der
Universität, mit erwachsenen Jugendlichen, genügt. Eine laute Zuhörerschaft wird durch lauteres Sprechen nicht leiser, sondern eher durch
ein leises Geschehnis, das neugierig macht, so daß die Zuhörer sich
wechselseitig selbst durch Zischen zum Schweigen auffordern. Auf ein
kleines Publikum, bei dem man das aufmerksame Interesse vorausset-
zen kann, wirken zu effektvolle Anfänge störend.

Die Luft

Auch schlechte *Luft* vermag sich negativ auszuwirken, und
zwar sowohl auf die stimmliche Leistung des Redners als auch auf die
Stimmung der Zuhörer. Trockene warme Luft, die womöglich noch
verraucht ist, bereitet auch erfahrenen Sprechern Schwierigkeiten. Die
Schleimhäute werden trocken, man beginnt zu räuspern und zu
hüsteln, die Stimme wird von Minute zu Minute schlechter. Außerdem
macht ein schlecht gelüfteter Raum schneller müde, so daß die Fähigkeit zuzuhören selbst bei einem interessierten Publikum rasch nach-
läßt. Wenn irgend möglich, sollten in jedem Raum vor dem Sprechen die
Fenster lange genug geöffnet werden, da kalte Luft sich für das Sprechen weit weniger negativ bemerkbar macht als Trockenheit. Wenn
man, wie Lehrer, seine Räume kennt und immer wieder benutzt, sollte
man – und sei es auf eigene Kosten – für Luftbefeuchter sorgen, um ein
optimales Klima in der Klasse zu erzeugen. Ein Bonbon in der Tasche,
wie zum Beispiel »Ipalat« oder »Emser Pastillen«, kann über Schwierigkeiten hinweghelfen. Ein Glas Wasser sollte auf keinem Rednerpult
fehlen.

Die psychische Verfassung

Die eigene psychische Verfassung ist bei jedem Redner der
entscheidende Faktor für eine souverän klingende Stimme. Man sollte
versuchen, jede Situation des Sprechens zu bejahen, das heißt, sich –
unmittelbar, bevor man beginnt – dazu zu bekennen, daß man gerne
spricht und etwas zu sagen hat. Die *Angst*, das Lampenfieber, können
auch Phänomene sein, die zu der Gesamtqualität des Gesprochenen
beitragen. Es gibt gute Schauspieler, die von sich berichten, daß sie
immer wieder, bei jeder Aufführung, aufgeregt sind und Herzklopfen

haben. Um die Sprechangst im Zaum zu halten, sollte man versuchen, unmittelbar vorher tief und gleichmäßig zu atmen und den Körper während des Sprechens ebenfalls möglichst ruhig zu halten. Nervöse Bewegungen vermitteln dem Zuhörer die eigene Angst und übertragen die Unsicherheit. Es entstehen Wechselwirkungen, die ungut sind. Wenn es einem Sprecher gelingt, ruhig zu scheinen, indem er laut und fest zu sprechen beginnt und auf beiden Beinen ruhig vor dem Publikum steht, wird er nicht den Eindruck von Angst vermitteln. Die scheinbare Gelassenheit, die er ausstrahlt, wird auf ihn zurückwirken und im besten Fall die eigene innere Ruhe herstellen und Sicherheit für den restlichen Teil des Sprechakts auslösen.

Psychopharmaka und der Genuß von Alkohol sollten mit äußerster Vorsicht als Hilfsmittel in Erwägung gezogen werden. Sie haben nie ganz den erwünschten Effekt. Psychopharmaka können vielleicht die nötige Ruhe herstellen, aber sie nehmen zugleich den Schwung, der notwendig ist, um »über die Rampe« zu kommen. In Ausnahmefällen kann man nach einer Unterredung mit einem Arzt, zum Beispiel bei entscheidenden Prüfungen, darauf zurückkommen, wenn die Gefahr besteht, daß der Betroffene aufgrund seiner Angst nicht in der Lage sein wird, das, was er weiß, vorzubringen.

Alkohol hat in kleinen Mengen einen belebenden Effekt, so daß ein Schluck Sekt im Moment eine enthemmende Wirkung haben kann, die hilft, die gefürchtete Situation zu meistern. Zuviel des Guten hat den gegenteiligen Effekt. Die Konzentration läßt nach und die Präzision der Artikulation geht verloren.

Die physische Verfassung

Die physische Verfassung des Sprechenden wirkt sich auf die Stimme aus, und jeder Redner sollte sich bewußt sein, »wie er sich fühlt«. Rücksicht auf die eigene Verfassung ist unerläßlich bei der Planung einer Sprechsituation. Das gilt insbesondere, wenn die Stimme angegriffen ist. Eine schwere Erkältung, eine akute Heiserkeit, sollte ein Grund sein, alle sprecherischen Anforderungen, wenn es irgend geht, zu verschieben. Manche langwierige Stimmstörung entsteht, weil der Betreffende glaubt, unabkömmlich zu sein, und sich nicht entschließen kann, einen Tag Stimmruhe einzulegen. Besonders gravierend kann eine Fehlentscheidung für Sänger und Schauspieler werden.

≡ Die Sprechabsicht

Die richtige Einordnung der Sprechsituation gilt in allen Punkten nicht nur für eine Rede vor großer Öffentlichkeit, sondern auch in kleinerem Rahmen, unter intimeren Bedingungen.

Über die Sprechabsicht muß man sich im klaren sein, bevor man zu sprechen beginnt: Will man überzeugen, überreden, informieren oder künstlerisch darstellen? Wenn man *überzeugen* will, sollte man sich vor all dem hüten, was als schauspielerische Deklamation interpretiert werden könnte. Zuviel emotionale Anteile in der Stimme schaden, sogar dann, wenn sie aus Engagement und Leidenschaft für die Sache geboren sind. Will man *überreden,* ist der emotionale Ton angemessen, weil die Überredung beinhaltet, daß man rein argumentativ nicht an sein Ziel kommen würde. Geht es ausschließlich um *Information,* ist eine sachliche, unpathetische Stimme angebracht. Die *künstlerische Darstellung* hat ihre jeweils eigenen Bedingungen, die sich aus dem Text und aus der künstlerischen Absicht des Sprechenden heraus ergeben. Sie können unterschiedlich sein und lassen sich nicht allgemein erörtern.

Wenn ein »falscher Ton« angeschlagen wird, kann die beabsichtigte Wirkung ausbleiben, weil die Angemessenheit verlassen wird.

≡ Das Publikum

Die Menge

Ein schwer einzuschätzender Faktor ist das Publikum. Der Anlaß läßt Schlüsse über das Publikum zu, aber nur selten weiß man genau, vor wem man zu sprechen hat. Der Sprecher muß sich mit der Stimme zuallererst auf die *Menge* seiner Zuhörer einstellen. Es wirkt arrogant, wenn mangelnde Lautstärke dem Zuhörer in der letzten Reihe nicht erlaubt zu folgen. Eine zu laute Stimme auf kleinem Raum vor wenigen Menschen ist ebenfalls bedrängend und störend.

Die Stimmung

Die jeweilige *Stimmung* des Publikums bleibt ein Unsicherheitsfaktor. Jedes Theater leidet darunter: einen Tag kommt die Komik eines Stückes gut an, den nächsten überhaupt nicht. Die emotionale Verfassung der Zuhörerschaft überträgt sich auf die Stimmung des Sprechers und beeinflußt damit auch seine Stimme. Ein freundliches Gesicht kann ebenso beflügeln, wie ein verärgerter oder gelangweilter Betrachter lähmen kann. Wechselwirkungen bleiben kaum aus. Das einzige Hilfsmittel ist, sich mit dem Blickkontakt auf einen Zuhörer zu konzentrieren, der wohlgesonnen scheint, dessen »Zu-stimmung« die eigene »Stimmung« verbessert und die »Stimme« beim Sprechen festigt. Natürlich sollte man die anderen Zuhörer weder »aus dem Blick verlieren« noch vergessen, sie »anzusprechen«. Wenn man in guter Verfassung ist, kann es gelingen, die Stimmung des Publikums zu eigenen Gunsten zu beeinflussen, indem man vermeintliche Widersacher mit extremer Zuwendung bedenkt.

Die Absicht

Sowohl im Gespräch zu zweit als auch vor vielen Menschen sollte man sich, bevor man spricht, klar über die Absichten und Interessen seines Gegenübers sein. Die eigenen *Sprechabsichten* müssen mit den *Hörabsichten* des Gegenübers koordiniert werden, damit man nicht aneinander »vorbei-redet«. Die eigene Stimme darf nicht über die Stimmung des Publikums hinwegtönen, sondern muß auf »die Stimme aus dem Publikum« eingehen, um dann die Stimmung in die gewünschte Richtung zu lenken.

Die intellektuellen Voraussetzungen

Nur wer gut zuhört, also auch dem schweigenden Publikum zuhört, wird als überzeugender Redner Erfolg haben, im kleinen wie im großen Rahmen. Dazu gehört auch die richtige Einschätzung der Voraussetzungen des Publikums. Ein falsches *Vokabular,* die Verwendung von wissenschaftlichen *Termini,* die nicht verstanden werden, führt nur Unverständnis herbei. Genauso unangemessen wäre es, ein anspruchsvolles, auf dem behandelten Gebiet versiertes Publikum zu unterfordern und mit Gemeinplätzen zu bedienen.

Der »*Ton*« der Stimme kann alle Bereitschaft der Zuhörer schon nach den ersten Worten zunichte machen. Dazu zählt ein arroganter Klang ebenso wie ein betulich herablassender Ton, der das Publikum unterschätzt. Jeder möchte ernstgenommen werden. Gerade Kindern und Jugendlichen gegenüber hört man häufig gutgemeinte wohlwollende Worte, die zur Überraschung der Sprechenden nicht »ankommen«, weil der »Ton, der die Musik macht«, von den Heranwachsenden als herablassend empfunden wird.

Die psychische Verfassung des Publikums
Die Ausgangsposition des Zuhörers muß die Ausgangsposition des Sprechers sein. Das gilt in verstärktem Maße für die psychische Grundverfassung des Publikums, sofern man eine solche annehmen kann. Ein Politiker muß die mögliche Gereiztheit seiner Zuhörer einplanen, ein Journalist die ungestüme Neugier, ein Lehrer die Lustlosigkeit einer Klasse in der sechsten Unterrichtsstunde. Damit sei nicht gesagt, daß der Sprecher sich dieser Grundstimmung anpassen soll, aber er muß sie berücksichtigen.

Die Stimme eines Sprechers beweist mehr Stabilität und Wirkungskraft, wenn diese rhetorischen Grundregeln in die Planungen mit einbezogen werden.

≡ Der Text

Der Text, den ein Redner zu sprechen hat, stellt zusätzliche Bedingungen, deren Relevanz evident ist. Auf die notwendige Sorgfalt bei der Vorbereitung ist hingewiesen worden. Die innere Überzeugung von dem, was man sagt, ist eine weitere Selbstverständlichkeit, die sich leider bei vielen Sprechern nicht vermittelt. Die eigene *Begeisterung* an der Sache ist keine Intimität, sondern eine Bereicherung für jeden Vortrag. Begeisterung belebt die Stimme und macht einen Vortrag interessanter, da sie sich durch die Stimme überträgt.

Die freie Rede
Es ist eine Grundsatzentscheidung, ob man frei spricht oder abliest. Die freie Rede hat dem abgelesenen Text gegenüber den Vorteil, daß sie besser »ankommt«. Jedes Publikum hört bei der freien Rede, dem *natürlichen Stimmklang*, leichter, genauer und anhaltender zu als bei einem abgelesenen Text. Die Gefahr liegt in der möglichen sachli-

chen *Ungenauigkeit,* die aus den freien Formulierungen entstehen kann, gerade dann, wenn man im freien Sprechen nicht geübt ist. Ein Patzer kann passieren und man kann eher den Faden verlieren. Immer sollte deshalb ein gutes schriftliches Gerüst, das die Struktur der geplanten Rede genau festhält, auf dem Pult liegen, ebenso wie der erste und der letzte durchformulierte Satz. Weiter besteht die Gefahr, ins Plaudern zu geraten und zuviel zu sprechen, dadurch daß man spontan Nebensächlichkeiten ergänzt.

Der vorgegebene Text

Die Vorteile des schriftlich vorbereiteten, abgelesenen Vortrags, der genau dem Plan sprachlich und gedanklich folgt, ermöglichen, eine präzise Zeit einzuhalten. Zudem gibt ein schriftlich vorliegender Text *Sicherheit,* den Vortrag gut zu bewältigen. Frei zu sprechen ist schwerer. Der große Nachteil des Ablesens entsteht durch die Stimme. Den wenigsten Lesenden gelingt es, mit einem natürlichen Tonfall zu sprechen. Der Lesende liest – leider in den meisten Fällen – nach kurzer Zeit vor sich hin und vergißt den Zuhörer. Die Stimme wird *leise und monoton,* der Inhalt vermittelt sich nicht in der gewünschten Weise.

Das Ideal

In beiden Fällen geht durch den mündlichen Vortrag also etwas verloren, das im Konzept ursprünglich vorhanden war. In jedem Fall wird aber der schriftliche Text ergänzt durch die *Persönlichkeit* des Vortragenden, die immer – auch wenn langweilig abgelesen wird – eine größere Lebendigkeit schafft als der Text allein. Das Ideal ist eine freie Rede, in der ein dem Sprecher so vertrauter Inhalt präsentiert wird, daß der vorgetragene Text nur unwesentlich vom Konzept abweicht. Dafür muß man allerdings nahezu *auswendig* wissen, was man sagen will.

Geschulte Sprecher sind in der Lage, einen schriftlichen Text so zu lesen, daß der Hörer den Eindruck hat, er würde im Moment neu entworfen und frei gesprochen. Dazu gehört als wichtigste Voraussetzung die Einstellung des Sprechenden, »zu« jemandem zu reden, das heißt, *natürliche Pausen* zu machen, wie er es beim normalen privaten Sprechen auch macht, und so mit der Stimme zu intonieren, daß eine Modulation entsteht, die der natürlichen Sprechmelodie entspricht. An der Stimme erkennt man, ob der Sprecher für sich oder für die anderen spricht. *»Sprechen heißt antworten«* lernen die Rundfunksprecher.

Die psychologische Komponente

Wir haben versucht zu zeigen, daß Stimme ein gesamtkörperliches Phänomen ist. Die Wechselwirkung von physischen und psychischen Erscheinungen ist heutzutage jedermann einleuchtend. Wir sprechen von psychosomatischen Erkrankungen und meinen damit körperliche Reaktionen, die an den Organen des Menschen spürbar geworden sind, obwohl sie durch zunächst rein seelische Erfahrungen und Ereignisse ausgelöst worden sind. Entsprechend ist die Stimme nur unvollständig beschrieben, wenn wir sie als ein rein körperliches Phänomen ansehen, weil die psychische Verfassung des Menschen kaum irgendwo sonst so direkt und unmittelbar wahrnehmbar, »hörbar«, wird.

☰ Charakterliche Voraussetzungen

Ein *energischer* Charakter wird sich nicht hinter einer zarten, schwachen Stimme verbergen, ebensowenig wie ein ängstlicher, *zurückhaltender* Mensch sich durch eine laute, kräftige Stimme auszeichnet. Zu jedem Charakter gehört eine entsprechende Stimme, und man sollte sich als Therapeut hüten, ohne Ansehen der ganzen Person eine Stimme anzutrainieren, die dem Patienten nicht entspricht. Um eine »andere« Stimme zu bekommen, muß man ein anderer Mensch werden.

Natürlich kann es sein, daß der »eigentliche« Mensch mit einer Stimme spricht, die ihm nicht »ent-spricht« – im wörtlichsten Sinne des Wortes. Zum Beispiel geschieht das bei jungen Frauen, die sich aus verschiedenen Gründen noch nicht von ihrer mädchenhaften, kindlichen Stimme befreit haben, aber ihrem ganzen Wesen nach sonst die Reifung zur erwachsenen Frau vollzogen haben. Die Stimme paßt nicht mehr. Falsche Technik und Gewohnheit lassen an einem Muster verharren, das mit Hilfe eines Therapeuten verlassen werden sollte.

Die Stimme muß im Idealfall dem ganzen Menschen »entsprechen«, seiner Psyche und seinem Körper. Stimmtherapie ist nicht möglich ohne psychotherapeutische Gesichtspunkte, da die Veränderung einer Stimme den Menschen selbst verändern kann. Wer lernt, laut zu sprechen, hat gleichzeitig gelernt, mit seinen Ängsten anders umzugehen, oder gar sie zu überwinden.

Das Temperament

Das unterschiedliche Temperament ist »sichtbar« an Gestus und Habitus eines Menschen und »hörbar« an der Art und Weise, wie er spricht. Das *Tempo* des Sprechens, sowohl das zu schnelle Sprechen als auch das extrem langsame, sind die Modalitäten, die am schwersten zu verändern sind. Das Temperament eines Menschen ist das wichtigste Zeichen seiner Individualität und bestimmt seinen kompletten Zugang zu anderen Menschen und zur Welt überhaupt. Einwirken kann man auf den Umgang mit sich selbst und anderen in bestimmten Situationen, in bestimmten Augenblicken. Grundsätzlich aber sollte man die »Tempi« eines Menschen seiner spontanen charakterlichen Eigenart überlassen.

Verhaltenseigenarten

Für jede Form der Kommunikation ist richtig, daß ein Mensch in der Lage sein muß, seine *Individualität* zu zeigen, seinen Charakter zu demonstrieren. Nur so wird er die Reaktion bei anderen Menschen erleben, die er braucht. Die Signale, die ausgegeben werden, sind notwendig, um in dem Gegenüber die adäquate Reaktion hervorzurufen. In manchen Situationen, auf die wir in den vorausgegangenen Kapiteln eingegangen sind, ist es richtig, sich souverän zu zeigen, Angst zu verbergen, sich der Norm anzupassen, um eine bestimmte Reaktion bei den Hörern hervorzurufen. Innerhalb der persönlichen, privaten Kommunikation jedoch ist notwendig, die eigene Empfindlichkeit rechtzeitig zu signalisieren. »Ich habe Angst« oder »Ich bin *schüchtern*« klingt in den ersten Begrüßungsworten eines Menschen an und verändert die Erwiderung des anderen, und soll sie verändern. Wenn der Gesprächspartner nicht spürt, wem er gegenübersteht, kann er nicht auf ihn eingehen.

Stimmungen

In der gleichen Weise kann es richtig sein, wenn die Stimme situationsbedingte Verfassungen, wie *Aufregung, Angst, Zuversicht* oder *Begeisterung* verrät. Das Berufsleben zwingt den Menschen, diese Modalitäten seiner Befindlichkeit hinter einer gefühlsneutralen »Mir-geht-es-gut-Verfassung« zu verbergen. Es soll nicht bestritten werden, daß die Beherrschung dieser »Stimmungen« eine Tugend sein kann und in vielen Situationen ein erstrebenswertes Verhalten darstellt. Es ist nicht sinnvoll, jeden fremden Menschen, dem wir begegnen, an unseren Stimmungen partizipieren zu lassen, ihn zum Mit-leiden zu drängen. Wenn wir uns aber – was ebenfalls für unsere Zeit typisch ist – glauben stets zwingen zu müssen, in allen Situationen und gegenüber allen Menschen, auch bei denen, die uns nahestehen, gut »gestimmt« zu sein, werden wir krank.

Die Wirkung

Oft haben wir die Möglichkeit, auf die Stimmungen eines Menschen einzugehen, weil wir seiner Stimme anhören können, wie er sich fühlt. Wir sind dadurch in der Lage, ihm zu helfen, wenn er Angst hat, ihn zu dämpfen, wenn er aggressiv wird. Die Zuversicht und die Begeisterung, die aus einer Stimme herauszuhören sind, können uns anstecken, die Skepsis und die Enttäuschung sollten uns motivieren, unseren Partner zu ermutigen. Ganz entscheidende Dinge in einem Gespräch werden »nonverbal« signalisiert und manches »Ja« erkennen wir an seinem Ton deutlich als ein »Nein«.

Dennoch können Ängste »hörbar« werden, die eine gute Kommunikation einengen, weil sie unberechtigt sind, aus falscher Selbsteinschätzung erwachsen. Deshalb ist es ein legitimes therapeutisches Ziel, durch eine Stimmtherapie zu helfen, Sprechängste zu überwinden. Viele Ängste sind unnötig, der Betreffende hat durchaus etwas zu bieten. Er traut sich aber nicht und hat Angst vor einer größeren Zuhörerschaft. Die Überschätzung der anderen, die Unterschätzung der eigenen Person, führen zu einem »falschen« Stimmklang, der im

Grunde weder der Person des Sprechenden noch der realen Situation entspricht. Eine auf psychotherapeutischem Ansatz basierende Therapie kann in vielen Fällen helfen.

☰ Angewohnheiten

Etwas anderes sind korrigierbare *Verhaltensmodi,* die selbstverständlich auch abhängig sind von Struktur und Charakter eines Menschen, die aber der Kontrolle bedürfen, und die sich durch Beobachtung des eigenen Stimmklangs verändern lassen. Der Klang einer Stimme kann durch Lautstärke und Schärfe einen »schneidenden Ton« annehmen, der dem Zuhörer die Möglichkeit zu antworten »abschneidet«, oder die Stimme kann so leise und zurückhaltend klingen, daß gute und wichtige Argumente nicht »erhört« werden. Soweit die eigene Mentalität es zuläßt, sollte jeder Mensch lernen, sich selbst nicht die Möglichkeiten der Verständigung zu zerstören, indem er einen »Ton anschlägt«, der nicht seinem Charakter und seinem Wollen »entspricht«. Die psychologische Wirkung unserer Stimme, sowohl die positive als auch die negative, sollten uns bewußt sein. Mit unserer Stimme vermitteln wir nicht nur unsere Stimmung, sondern prägen auch die Stimmung, die psychische Verfassung unseres Gegenübers. *Stimme ist ein Instrument der Kommunikation,* sowohl aktiv, wenn wir sprechen, als auch passiv, indem wir genau hinhören.

Die Stimme im Beruf

Die stimmlichen Anforderungen und Belastungen sind in den einzelnen Berufsgruppen sehr unterschiedlich. Es kann an dieser Stelle nicht auf alle Berufe mit der gleichen Gründlichkeit eingegangen werden, deshalb wollen wir uns auf die Patienten konzentrieren, die am häufigsten mit stimmlichen Problemen in die Praxis des Phoniaters oder des Logopäden kommen.

Die größte Gruppe stellen die Pädagogen. Da ihre Schwierigkeiten sich danach unterscheiden, mit welchen Altersgruppen und in welchen Institutionen sie arbeiten, werden die Erzieher, die Lehrer und die Hochschullehrer getrennt behandelt. Beginnen wir mit denen, die die Kleinsten betreuen.

Pädagogen

Erzieher

Unter der relativ neuen Berufsbezeichnung »Erzieher« versteht man Pädagogen, die Kinder betreuen, bevor sie in die Schule kommen, also Kindergärtner oder Kindergärtnerinnen, wie man sie früher unmißverständlicher nannte. Dieser Beruf wird überwiegend von Frauen ausgeübt, einmal weil die Auffassung verbreitet ist, der Frau läge es besonders, mit kleinen Kindern umzugehen, oder weil Frauen sich tatsächlich mehr als Männer zu dieser Tätigkeit hingezogen fühlen, vielleicht aber auch deshalb, weil das Gehalt einer Erzieherin kaum ausreichen könnte, eine ganze Familie allein zu ernähren.

Die Stimmprobleme hängen deshalb in einigen Punkten mit dem weiblichen Geschlecht zusammen. Die Erzieherin ist in den meisten Fällen noch sehr jung, wenn sie ihren Beruf antritt, zumal das Abitur nicht Voraussetzung für eine Ausbildung ist. Die Stimme der jungen Frau ist aus bereits im Kapitel »Körperliche Bedingungen« auf Seite 91 geschilderten Gründen häufig noch nicht in ihrer erwachsenen Lage stabilisiert und klingt zu hoch als »Mädchenstimme«. In diesem Moment in einen Beruf einzutreten, der hohe stimmliche Belastung und daher stimmliche Erfahrung und stimmliche Ausbildung erfordern würde, ist ein Risiko. Manche natürlich kräftige Stimme findet intuitiv den richtigen Weg. Die Frauen, die relativ spät in den Beruf eintreten, haben statistisch betrachtet seltener Probleme mit ihrer Stimme als die jüngeren.

Die neue Arbeitssituation bedeutet nicht nur, den ganzen Tag reden zu müssen, sondern zudem einen enormen *Lautstärkepegel* ertragen zu lernen. Keine Schulklasse ist so laut wie ein Kindergarten. Die Eigenkontrolle der Stimme ist schwierig. Selbst wenn die junge Kindergärtnerin stimmlich geschult wäre – was sie leider in der Regel in sehr unzureichendem Maße ist –, kann nur ein bewußter Umgang mit der akustischen Situation die Stimme in der richtigen Höhe und in der richtigen Lautstärke halten. Die geeignete, der Person entsprechende Höhe, die sogenannte *Indifferenzlage,* hat sich in den wenigsten Fällen bis dahin stabilisiert. Erschwerend kommt hinzu, daß man im Kindergarten naturgemäß den ganzen Tag von kindlichen, im Verhältnis zur erwachsenen Stimme sehr hohen Stimmen umgeben ist. Es ist eine Tatsache, daß die Stimme sich anpaßt.

Wir alle sind mit unserer Stimme abhängig von dem, was wir um uns hören. Bei einem Gruppenexperiment entsteht, wenn alle sich die Ohren zuhalten und einen bequemen Ton zu singen beginnen, ein dissonanter Klang. In dem Moment, da die Gruppe aufgefordert wird, die Finger aus den Ohren zu nehmen, aber weiterhin den gleichen Ton zu bilden, findet *Anpassung* statt. Nur geschulte und sehr konzentrierte Teilnehmer haben Erfolg dabei, ihren Ton zu halten. Alle übrigen fangen an, sich den anderen anzugleichen. Nach wenigen Sekunden harmonisiert sich der Klang, die Dissonanz verschwindet.

Entsprechend ist die Reaktion eines Erziehers, der von Kleinkindern umgeben ist. Die Stimme in einer von der eigenen Person bestimmten Tiefe zu halten, gelingt meistens nur, indem man sich gegen das *Vorbild,* gegen den *Vor-Klang* von außen stellt. Da im Kindergarten meist nur zwei Kolleginnen arbeiten, ist das ausgleichende Gespräch mit Erwachsenen sehr reduziert.

Die weitverbreitete irrige Auffassung, daß hohe Stimmen freundlicher und höflicher klängen, trägt zu dem stimmlichen Fehlverhalten junger Erzieher bei. Eine tiefe Stimme kann ebenso warm, freundlich, beruhigend und liebenswürdig klingen wie eine hohe Stimme. Diese emotionalen Elemente sind unabhängig von der Stimmhöhe. Es gilt, sich entschieden von diesen Gedanken zu befreien. Kinder reagieren sehr vertrauensvoll auf männliche Stimmen, wenn ein freundlicher Ton herrscht. Lesen Sie dazu das Kapitel »Psychologische Bedingungen und die Stimme«.

Die eigene Stimmhöhe richtig einzuschätzen, ist der allererste Schritt, den eine Kindergärtnerin gehen muß, wenn sie mit ihrer Stimme nicht zurechtkommt. *Ein junger Mann* im selben Alter hat seinen Stimmbruch bereits überwunden, wenn er sich für den Beruf des Erziehers entschließt. Zudem ist seine Stimme normalerweise soviel tiefer als die Kinderstimme, daß ein stimmliches Anpassen durch Anheben der Tonhöhe ihn ohnehin nicht in die Nähe des kindlichen Klangs bringen würde. Im übrigen entspricht es in den meisten Fällen, auch wenn man junge Väter beobachtet, nicht dem Charakter des Mannes, sich mit einem verniedlichten Ton dem Kind zuzuwenden. Er sucht eher den kumpelhaften, oft allerdings auch den autoritären, energischen Zugang.

Die Indifferenzlage zu finden, die es gilt in der beruflichen Umgebung zu halten, ist nicht leicht und zunächst eher außerhalb des Kindergartens aussichtsreich. Das Lachen und nebenbei eingeworfene bestätigende »hm-hm-Laute«, die wir gerne machen, während andere uns etwas erzählen, kommen intuitiv in den meisten Fällen in der richtigen Lage. Es sind die entspannten Augenblicke, in denen man selbst nicht gefordert und weniger verkrampft ist als in anderen Situationen, in denen die Stimme keine oder geringe Fehlspannungen hat und dadurch die richtige, der eigenen Person entsprechende Stimmlage erzeugt. Man muß sich zu Hause einhören in diesen ureigenen Ton, sich selbst allein Texte in dieser »neuen«, vielleicht sogar fremden Stimme vorlesen, bis man es schafft, sie auch im Gespräch anzuwenden. Dafür ist die kindliche Umgebung geeignet. Ein Kind wird nicht mit Bemerkungen kommen, wie vielleicht die ältere Schwester oder die Mutter, die durch eine tiefere Stimme zunächst irritiert sind.

Alle Kindergärtnerinnen, die in die logopädische Praxis kommen, berichten, daß sie in der Ausbildung lernen, man solle mit den Kindern in hoher Lage singen, um sich der kindlichen Höhe anzupassen. Wir halten das nicht für richtig, sondern für schädlich, und zwar sowohl für die junge Kindergärtnerin als auch für die Kinder selbst. Das gewaltsame Pressen der Stimme in Höhen, die längst nicht mehr der physiologischen Gegebenheit entsprechen, ist *gesundheitsschädlich* für die Erzieherin und wirkt *unharmonisch* auf die Kinder. Eine physiologisch gut sitzende Stimme wird immer als angenehm empfunden, ein Kind stellt sich darauf ein und lernt von dem »Vorbild«, und hier ist das Wort Bild wichtig, weil es die Einheit der Person mit ihrer Stimme vorgelebt, vorgebildet bekommen muß.

Im Falle einer Stimmstörung ist es besser, wenn die Kindergärtnerin eine Weile nicht mitsingt und statt dessen mit einem Instrument die Melodie vorgibt, oder einem begabten Kind die Führung überläßt.

Wenn die richtige Stimmhöhe erst einmal gefunden ist und tatsächlich den Tag über mehr oder weniger eingehalten wird, lassen sich die anderen Probleme durchaus in den Griff bekommen.

Die Lautstärke des kindlichen Verhaltens ist das zweite große Problem. Es gilt darauf zu achten, daß es gerade bei kleinen Kindern wenig Sinn hat, lauter zu werden, um die Kinder zu übertönen. Oft wirkt leises Sprechen Wunder: der Wunsch, mitzubekommen was gesagt wird, weckt die *kindliche Neugier,* die mehr diszipliniert als ein rigoroser Befehl zur Ruhe. Schreien wirkt aggressiv und verursacht nur bei ängstlichen Kindern den erwünschten Effekt, andere reagieren erst recht mit Lärm und Trotz.

Dennoch können beim Spielen immer wieder Situationen entstehen, die durch ein lautes Signal beendet werden müssen, weil ein anderer Programmpunkt, zum Beispiel das Mittagessen, geplant ist. Auch in solchen Fällen müssen Sie nicht rufen. Ein Gong, oder ein *musikalisches Signal,* erreicht das gleiche ohne Mühe und bekommt zudem einen nützlichen Symbolwert. Auch in der Schule klingelt es. Die Lehrer gehen nicht herum und rufen ihre Schäfchen einzeln zusammen.

Bei Berücksichtigung der beiden größten Gefahren, zu hoch und zu laut zu reden, ist das dritte Problem – die lange *Sprechdauer* – noch nicht gelöst. Eine Kindergärtnerin muß viel sprechen, daran ist nichts zu ändern und darauf muß sie sich einstellen, wenn sie ihren Beruf ergreift. Dazu gehört auch, daß man eine gewisse Stimmüdigkeit abends akzeptiert, die keinen Anlaß bietet, einen Arzt aufzusuchen. Eine Sekretärin, die den ganzen Tag geschrieben hat, wird abends auch mit dem besten Bürostuhl und der lockersten Haltung einen müden Rücken haben, sich kräftig strecken und vielleicht sogar Gymnastik machen, bevor sie sich wieder »fit« fühlt. Entsprechendes muß man sich auch in einem Sprechberuf gönnen. Nach viel Lärm, vielem Sprechen und Hören, ist *eine Pause der Ruhe* für Stimme und Ohr notwendig, bevor das Gespräch wieder gesucht wird, bevor man wieder in »Stimmung« ist.

Um die Belastungen einzuschränken, ist es ratsam, den Tag im Kindergarten mit Rücksicht auf die Stimme zu planen. Alle 1½ Stunden sollten Sie sich und den Kindern eine kurze Ruhepause im wahrsten Sinne des Wortes gönnen. Das ist die Pause der Vesper, die Pause zum Vorlesen und Zuhören, oder die Pause der leisen Spiele: Basteln, Malen oder Puzzeln. Für Sie selbst kann gerade die Stunde Entspannung bringen, in der Sie die Kinder frei toben lassen. Kinder wollen nicht immer organisiert sein. Planvolle Gruppenspiele, die sie dann natürlich voll einfordern, sollten die Ruhepausen ablösen. Ein sinnvoller *Wechsel der Aktivitäten* bewährt sich nicht nur für Ihre Stimme und Ihre Nerven, sondern ist auch gut für die Gestaltung des kindlichen Tages.

Ein letztes Wort zu den Erzieherinnen, die über plötzliche *Stimmprobleme nach vielen Jahren* erfolgreicher Berufstätigkeit klagen. Man muß sich darüber im klaren sein, daß die Arbeit im Kindergarten sicher einen der verantwortungsvollsten und anstrengendsten Berufe darstellt. Kinder fordern beständig konzentrierte Zuwendung. Die Aufsicht muß lückenlos sein. Zudem sind Kinder laut und in einer großen Gruppe nicht geneigt, Rücksicht auf die Müdigkeit des Erwachsenen zu nehmen. Es ist also nicht verwunderlich, wenn in diesem Beruf in einem Alter, wo die eigene Spannkraft nachzulassen beginnt, die Nerven nicht mehr in der gleichen Weise belastbar sind wie bei einem jungen Menschen. Eine Unzufriedenheit mit dem Beruf überhaupt beginnt sich einzuschleichen. Man verspannt sich, wird ungeduldig, ärgert sich häufiger, alles Dinge, die verhindern, daß die Spannungsverhältnisse des Körpers harmonisch bleiben, alles Erscheinungen, die sich auf die Funktion der Stimme negativ auswirken. Hier »stimmt« etwas nicht mehr. Guter Rat ist teuer. Ein *Berufswechsel* in der eigenen Branche, zum Beispiel in die Erwachsenenbildung, die eben diese Probleme nicht hat, wäre sicher das ideale, weil es eine neue abwechslungsreiche Variante einer Tätigkeit bedeuten würde, ohne daß das Gefühl entsteht, ganz von vorne anfangen zu müssen. Denn viele der erzieherischen und menschlichen Erfahrungen lassen sich übertragen auf Bereiche mit anderen Altersgruppen. Wenn das nicht möglich ist und eine Aufgabe des Berufes aus finanziellen Gründen entfällt, dann muß mit der Kollegin ein striktes Programm zur Gestaltung des Tagesablaufs erarbeitet werden, das Belastungen reduziert. Die Stimmstörung ist zu sehr Symptom, als daß eine Therapie die Probleme lösen könnte. Ein *konsequentes Üben* mit der Stimme ist natürlich wie bei allen Berufen dieser Art sinnvoll und kräftigt die belastete Stimme.

Lehrer

Der Lehrer hat die Doppelaufgabe des *Pädagogen* und des Vermittlers von *Fachkenntnissen*. Je nach dem Alter der zu Unterrichtenden steht die Aufgabe des Pädagogen mehr oder weniger im Vordergrund. Eine Synthese aus beiden Aufgaben zu finden, ist die unbedingte Voraussetzung für einen erfolgreichen Lehrer, jedoch ist das keinesfalls so selbstverständlich, wie es sich anhört. Gespräche mit Angehörigen dieser Berufsgruppe, die sich mit stimmlichen Schwierigkeiten melden, zeigen, daß häufig schon bei der Berufswahl Mißverständnisse vorlagen, die zu falschen Erwartungen dem Beruf gegenüber führten. Der Grundschullehrer ist sich in der Regel darüber im klaren, daß seine Aufgabe primär pädagogischer Natur ist und die Vermittlung des Wissens entscheidend von seinen didaktischen Fähigkeiten abhängt. Die erworbenen Fachkenntnisse übersteigen das, was tatsächlich für den Unterricht benötigt wird, bei weitem. Bei den Gymnasiallehrern ist die Diskrepanz noch größer. Ein abgeschlossenes Hochschulstudium in

Germanistik oder Mathematik vermittelt dem Lehrer Fachwissen, das das Curriculum für die Schule unproportioniert übersteigt, während er in Pädagogik und Didaktik nur mit den nötigsten Grundkenntnissen ausgerüstet vor die Klassen geschickt wird. Erst die Zeit des Referendariats zwischen dem ersten und dem zweiten Staatsexamen zeigt die Realität und macht manchem angehenden Lehrer klar, daß es verfehlt war, Lehrer für Deutsch werden zu wollen, weil man ein begeisterter Germanist ist. Noch krasser klafft der Unterschied in den Naturwissenschaften. Trotz der in fachlicher Hinsicht sehr viel anspruchsvoller gewordenen reformierten Oberstufe sollte die Forderung einer qualifizierten *Didaktik* und *Pädagogik* nicht hinter der wissenschaftlichen Qualifikation zurückstehen.

Es zeigt sich, daß viele Lehrer mehr mit der Disziplin ihrer Klassen zu kämpfen haben als mit dem Stoff, den sie vermitteln wollen. Das macht nervös und gereizt: die Stimme wird lauter, um sich bei den »Rangen« Gehör zu verschaffen. Räuspern, das den Schülern die Nervosität des Lehrers entlarvt und ihr Verhalten meistens noch renitenter macht, stellt sich ein, oft auch Heiserkeit, zunehmende Belastungsunfähigkeit, so daß ein Schultag, der dann hin und wieder doch sechs Unterrichtsstunden umfaßt, kaum noch bewältigt werden kann. Für den Lehrer bedeutet das ein gravierendes Problem, das schnell zu einem Teufelskreis werden kann. Die gestörte Stimme vermag noch weniger eine angemessene Autorität im besten Sinne auszustrahlen. In der Not wird der betroffene Pädagoge oft aggressiver als zuvor, was das Verhältnis zu seinen Klassen zusätzlich verschlechtert.

Fehlen, wenn man heiser ist? In vielen Berufen mag das möglich sein, im Lehrberuf ist es schwierig. Man kennt die katastrophale Situation, wenn die Kollegen den gesamten eigenen Unterricht vertreten müssen, weiß aus eigener Erfahrung, wie unzumutbar für alle anderen häufige Vertretungen sind. Also geht man weiter in die Schule, die Stimme wird schlechter, der Beruf macht von Tag zu Tag weniger Spaß. Am Ende weiß man Ursache und Wirkung nicht mehr zu unterscheiden.

Statistiken zeigen, daß eine sonore *kräftige Stimme,* die ohne Anstrengung laut klingt und daher alle aggressiven Elemente vermissen läßt, von vornherein disziplinarische Schwierigkeiten einschränkt und, wenn alles übrige stimmt, sogar weitgehend ausschließt. Nun ist es umgekehrt nicht so, daß ein Lehrer ohne die natürliche Gabe einer kräftigen Stimme keine Aussichten hat. Es muß aber davor gewarnt werden, den Beruf des Lehrers anzustreben, ohne sich zuvor mit einem Facharzt beraten zu haben. Manche Menschen haben Stimmen, denen man sofort anhört, daß sie es sehr schwer haben werden, ihren Beruf mit Freude und Gelassenheit auszuüben.

Es ist bedauerlich, daß nicht alle Lehrer eine gute *Stimmschulung* erfahren. Sie haben einen Sprechberuf und sind stimmlich extremen Belastungen ausgesetzt. Ohne gute Technik ist das kaum zu erreichen. Es sei jedem Lehrer angeraten, das Versäumte nachzuholen. In Belastungssituationen, und die bleiben keinem Lehrer im Laufe seiner Tätigkeit erspart, wird er es zu schätzen wissen, wenn er sich nicht seiner Stimme überlassen muß, sondern sie in der Hand hat wie ein Instrument, das er zu spielen weiß. Die Gewißheit, daß es einem nicht die Stimme verschlägt, macht souverän, und Souveränität wirkt sich auf das Verhalten der Schüler positiv aus.

Eine zweite Ursache für Störungen liegt in der Unterschätzung der *pädagogisch-didaktischen Aufgabe.* Jede Unterrichtssituation verlangt rhetorische Überlegungen, wenn man erreichen will, daß die Schüler wirklich zuhören, daß sie in der Lage sind, das Gehörte zu verstehen und vor allem sich zu merken. Es sei als selbstverständlich angesehen, daß ein schlecht vorbereiteter Lehrer immer scheitern wird, weil Kinder ein sehr genaues Gespür haben und wagen, ihrem Mißfallen laut und deutlich Ausdruck zu verleihen. Der Lehrer müßte das »pädagogische Vermitteln« als Konzept genauso planen wie den Stoff. Siehe zu dieser Problematik viele Einzelheiten, die gerade für diesen Beruf relevant sind, im Kapitel »Stimme als Mittel der Rhetorik«, Seite 112 ff.

Die gute Vorbereitung, die richtige Einstellung zum Beruf – nämlich, daß die Schüler das Wichtigste sind und nicht die Befriedigung des eigenen wissenschaftlichen Interesses – gepaart mit einer guten Stimmschulung unter Beachtung der rhetorischen Selbstverständlichkeiten, sind die sichersten Voraussetzungen für eine störungsfreie Stimme.

Man muß allerdings zugestehen, daß die Stimme selbst unter Einhaltung aller genannten Forderungen durch die große Anstrengung eines langen Schultages ermüden kann und dadurch üble Kettenreaktionen auslöst. Dem kann man jedoch in sinnvoller Weise begegnen. Zunächst ist bei allem Verständnis für kollegiale Rücksicht mit Ernst darauf hinzuweisen, daß eine entzündliche Heiserkeit, das heißt eine Grippe mit *Kehlkopfkatarrh* oder eine isolierte Laryngitis, unter allen Umständen in Ihrem Beruf ein Grund ist, dem Unterricht fernzubleiben. Es kommt immer zu einer Verschlechterung und zu einer Verlängerung des Krankheitssymptoms, wenn die Stimme nicht geschont wird. In der Regel genügen zwei Tage Stimmruhe, manchmal sogar einer. Ihre Stimme ist das wichtigste Organ für Ihren Beruf: Sie müssen ihr pfleglich begegnen.

Etwas anderes ist es, wenn Sie sich aufgrund einer Fehleinschätzung des Berufs immer mehr in falsches Sprechverhalten lavieren und nun eine massive *funktionelle Stimmstörung* haben. Schonung ist wenig sinnvoll, weil die Störung auch etwas mit der Situation in der Schule, mit Ihrer Beziehung zu den Schülern zu tun hat. In solchem Fall ist es empfehlenswert, mit einer logopädischen Therapie einen neuen Weg zu einem anderen Umgang mit der Stimme zu suchen. Gestalten Sie die *Unterrichtsplanung* unter Berücksichtigung Ihrer stimmlichen Probleme. Tauschen Sie mit Kollegen, so daß Sie öfter Hohlstunden haben, die nicht beliebt sind, aber einer stimmlichen Erholung dienen können. Bemühen Sie sich, auch während einzelner Unterrichtsstunden darum, daß nicht nur Sie selbst sprechen müssen. Bauen Sie den reinen Frontalunterricht ab, führen Sie Unterbrechungen für Gruppenarbeit ein. Lassen Sie Referate halten und Ihre Schüler schriftliche Arbeiten erledigen, das Erlernte in eigenen Worten resümieren oder wichtige Merksätze abschreiben. Alles Selbstgeschriebene prägt sich besser ein. Sie erzielen einen positiven Effekt und geben Ihrer strapazierten Stimme Zeit, sich zu regenerieren.

Selbstverständlich müßte sich ein Lehrer, ebenso wie ein Schauspieler, morgens – bevor er seinen Stimm-Marathon beginnt – einsprechen. Die wenigsten tun es. Wir empfehlen ein kurzes Übungsprogramm, das alle stimmlichen Qualitäten umfaßt, die Sie trainieren müssen, um Ihren beruflichen Belastungen gewachsen zu sein (siehe Literaturverzeichnis, Seite 162).

In einer speziellen Situation, der wesentlich schwerer abzuhelfen ist, sind *Sportlehrer*. Das Sprechen in der »hallenden Turnhalle« ist ebenso schwierig wie das Sprechen auf dem freien *Sportplatz*. Der Sportlehrer, der sich vernünftigerweise mit der Pfeife hilft, wie das jeder Schiedsrichter beim Sport macht, hat neben der Aufsicht über den korrekten Ablauf des Wettspiels oder des Trainings zusätzlich die »pädagogische« Aufgabe, das heißt, er muß korrigieren, erklären, muß verbal und nicht nur schiedsrichternd eingreifen. Diese Aufforderungen und Kommandos für die Lernenden bleiben ihm nicht erspart. Bis zu einem gewissen Grade kann man die *Belastung einschränken,* indem man die Klasse vor und nach dem Unterricht zusammenruft und mit den Schülern vorher durchspricht, was gemacht werden soll, und hinterher, was richtig, was falsch gelaufen ist und wie man es verbessern könnte. Weiter sollte der Sportlehrer einen richtigen »*Kommandoton*« erlernen, der beim Sport nicht ganz umgangen werden kann. Aus der Erfahrung des Militärs gibt es dazu Übungen, die sich bewähren.

Bei auftretender Heiserkeit sollte der Arzt konsultiert werden, bei Sportlehrkräften allemal, da sich bei Frauen häufig Stimmknötchen bilden und auch bei Männern gelegentlich organische Konsequenzen zu beobachten sind. Beachten Sie im Hinblick auf eine vernünftige Prophylaxe und für die Behandlung von Stimmknötchen die Bemerkungen zu Stimmübungen auf Seite 73.

Die *Musiklehrer* sollen nicht extra behandelt werden, obwohl sie besonderen Belastungen ausgesetzt sind, da sie in der Regel durch ihren Beruf gute Kenntnisse aus der Ausbildung mitbringen, die ihnen den richtigen Umgang mit ihrer Situation ermöglichen.

Hochschullehrer

Der Hochschullehrer ist in vieler Hinsicht in einer anderen Situation. So gibt es normalerweise keine disziplinarischen Probleme. Die Studenten haben freie Wahl in bezug auf Lehrer und Lehrveranstaltungen und sind daher überwiegend freiwillige Hörer. Zudem handelt es sich um erwachsene Jugendliche, die im allgemeinen weniger Konfrontationen suchen als Schüler.

Dennoch zeigt die Erfahrung, daß viele Professoren und Dozenten über Stimmstörungen klagen. Das ist um so erstaunlicher, als auch die räumlichen Bedingungen günstig für die Stimme sind. Die meisten Hörsäle, bis auf kleinere Seminarräume, sind mit Mikrophonen ausgestattet. Als Symptome werden häufiges *Räuspern,* eine leise, verhauchte Stimme oder ein rauher, dissonanter Stimmklang beklagt, die zumeist durch starke Verspannungen im Kehlkopfbereich ausgelöst werden. Die Ursache ist von Fall zu Fall verschieden, dennoch zeigt sich eine gemeinsame Komponente der Problematik.

Der Hochschullehrer steht vor einer *dreifachen Aufgabe.* Er muß Studenten *unterrichten,* genuine *Forschung* betreiben und die *Verwaltungsarbeiten* seines Instituts erledigen. Das Gleichgewicht zwischen so konträren Aufgaben zu halten, ist nicht einfach. In den meisten Fällen überwiegt das Interesse an der eigenen Forschung, das Anlaß zu der beruflichen Karriere war, und die Pädagogik ist nicht das Hauptanliegen. Aber ein Vortrag, dem man nicht das entschiedene Interesse des Dozenten anmerkt, sich verständlich machen zu wollen, wird nicht in der gleichen Weise aufgenommen wie eine engagiert vorgetragene Vorlesung. Wenn man die Konzentration nicht auf den ganzen Raum lenkt, das heißt auch auf den Studenten in der letzten Reihe, vermittelt sich das Wissen nur unvollständig, weil es dem Hörer schwerfällt, sich auf den Inhalt zu konzentrieren. Ein Redner muß »Hörer-bezogen« sprechen. In vielen Fällen resultiert die Stimmstörung indirekt aus einem Mangel an pädagogisch-didaktischem Interesse. Der gesamtkörperliche Zustand, der *Tonus,* der entscheidend ist für die richtige muskuläre Spannung des Stimmapparats, ist unangemessen und entspricht nicht den Anforderungen, die stimmlich bewältigt werden müssen. Die Größe des Raumes und die Menge der Zuhörer werden nicht richtig eingeschätzt: Die Stimme ist zu leise. Wenn der Lehrende die nachlassende Konzentration der Studenten spürt, beginnt er die Stimme zu forcieren. Die Kehlkopfmuskulatur verspannt sich, ohne daß die Lautstärke durch Unterstützung der Atemmuskulatur erzeugt wird. Die Stimme wird gepreßt und dadurch kurzfristig lauter, aber diese Lautstärke wird – wie man sich in der Fachsprache des Singens ausdrückt – ohne *Körperanschluß* erzeugt. Nach kurzer Zeit wird der Klang stumpf und heiser. Sprechen ist ein ganzheitlicher Vorgang. Nur wenn mit der ganzen Person, mit dem ganzen Körper gesprochen wird, bleibt ein harmonisches Gleichgewicht zwischen Atem- und Stimmorganen bestehen, das unerläßlich ist für eine gut klingende Stimme. Auf den Hörer bezogenes Interesse und Engagement verbindet sich mit einer gesunden Stimmfunktion.

Der Rat an die Betroffenen ist einfach. Man sollte nicht warten, bis die Stimme versagt, so daß man »nichts mehr hört«, sondern bei der Vorlesung auch zu den Hörern im »Hörsaal« hinhören. Die Position als Lehrender bedingt bei allem wissenschaftlichen Interesse eine Auseinandersetzung mit den Grundfragen der *Rhetorik* und der *Pädagogik*. Zwischen Lesen und Hören besteht eine *Wechselwirkung*. Das gesprochene Wort hat nur Sinn, wenn es verstanden wird: Verstehen ist aber zunächst ein akustischer Vorgang. Wenn ich nichts höre, verstehe ich auch den Inhalt nicht. Eine Stimmtherapie korrigiert in den meisten Fällen nach wenigen Stunden die Hauptfehler der falsch eingeschliffenen Stimmfunktion und kann durch regelmäßiges Üben allein abgebaut werden, zumal der Hochschullehrer aufgrund der Raumgrößen – in den größeren Räumen befinden sich wie gesagt Mikrophone – und der Ruhe während der Sprechsituation stimmlich nicht extrem belastet ist.

Schwieriger ist es, das *Lampenfieber* in den Griff zu bekommen, über das die meisten Hochschullehrer mit Stimmstörungen klagen. Die wöchentliche Vorlesung, die exponierte Situation auf dem Katheder vor einem Publikum mit einer hohen Erwartungshaltung, stellt jedesmal von neuem eine nervliche Belastung dar. Lampenfieber ist eine normale Erscheinung, wenn man sich vor einem Publikum präsentieren muß. Das Problem des Hochschullehrers ist, daß er in fast allen Fällen als Wissenschaftler eher eine introvertierte als eine extrovertierte Struktur hat. Während der Schauspieler sein Lampenfieber mit der Freude darstellen zu dürfen kompensiert, ist der Professor zumeist froh, wenn die Vorlesung »gut über die Bühne« gegangen ist. Der hohe Anspruch an die eigene Person, die traditionelle Distanz zwischen Professor und Student, vergrößert das Problem. Die Erfahrung zeigt, daß Lehrer, die daran arbeiten, die hierarchische Struktur weniger streng zu sehen, sich selbst in einer kollegialeren Stellung zu den Studierenden zu interpretieren, weniger unter Aufregung leiden.

☰ Berufe mit rhetorischen Anforderungen

Neben den pädagogischen Berufen gibt es einige Berufsgruppen, die es notwendig machen, in der Öffentlichkeit Reden zu halten. Die Manager, die Politiker, die Juristen und die Pfarrer sollen herausgegriffen werden, zumal die Probleme, die in diesen Berufen auftreten, für viele andere repräsentativ sind.

☰ Manager

In allen Bereichen der freien Wirtschaft gibt es auf verschiedenen Ebenen Manager, die Projekte ihrer Firmen präsentieren müssen. Überwiegend sind solche *Präsentationen* von großer Relevanz für die Unternehmen, in denen die Manager tätig sind. Je höher die Position, desto größer sind die Summen, um die es dabei geht. Häufig hängen von Konferenzen dieser Art Entscheidungen ab, die für die Firmen existentiellen Charakter haben. Der Manager, der referiert, trägt in solchen Momenten eine *Verantwortung,* die so groß ist, daß sie *Versagensängste* produziert. Die psychische Belastung ist für den Referenten extrem hoch, erwartet wird aber von ihm äußerste *Lockerheit,* Sicherheit und Ruhe, weil er nur so seine Gesprächspartner von der Richtigkeit der Sache überzeugen kann. Gerade die Stimme ist verräterisch und macht hörbar, was dem Publikum verborgen bleiben soll. In diesen Augenblikken die Stimme in der Gewalt zu haben, ist schwierig und nervlich außerordentlich belastend, weil es weder der eigenen seelischen Verfassung, noch dem realen Hintergrund der Situation entspricht. Wenn man von der *»Kaltblütigkeit«* mancher Geschäftsleute spricht, beschreibt das genau den Zustand, der nötig ist, um dieser Aufgabe gerecht zu werden.

In der Regel bieten alle großen Firmen *Rhetorikunterricht,* weil sie um diese Schwierigkeiten wissen. *Disziplin,* gute *Nerven* und *Routine* erleichtern ein erfolgreiches Verhalten. Die stimmliche Belastung geht bei all diesen Berufen weniger von Problemen aus, die mit einer Stimmtherapie verbessert werden könnten, sondern liegt eher an der harten, oft brutalen Struktur der Arbeitswelt in der freien Wirtschaft.

Dem Managerdasein ist nicht jeder gewachsen. Es hat seine Gründe, daß es eine ganze Reihe von »*Managerkrankheiten*« gibt.

Wenn man sich dazu entschließt, in der freien Wirtschaft im Management tätig zu sein, muß man sich über die Tragweite der Entscheidung im klaren sein. Sichere Sprech- und Stimmtechnik sind das Rüstzeug. Neben der selbstverständlichen fachlichen Qualifikation sind andere Fähigkeiten unerläßlich: Zurücknahme der eigenen Person, *Beherrschung* in hohem Maße und die Fähigkeit, innerliche Erregung hinter äußerer Gelassenheit zu kaschieren.

Wenn ein Manager massive stimmliche Probleme bekommt, sollte er sich sofort zu einer Stimmtherapie entschließen, bevor sich chronische Fehlfunktionen einschleichen. Mit großer Wahrscheinlichkeit ist die Hauptursache nicht die schlechte Stimmtechnik, sondern psychische Überlastung. Mancher sollte sich die Frage stellen, ob diese Form der Arbeit das ist, was er ein Leben lang ertragen kann und will. Aber nicht jeder kann sich das fragen: auch hier gilt oft, daß man »muß«. Eine Therapie wird in einem solchen Fall durch qualifiziertes Stimmtraining Sicherheit verleihen, die mit daran wirken kann, *seelische Stabilität* aufzubauen.

Politiker

Ein Politiker muß sich mit *Rhetorik* auseinandersetzen, da seine Wahl die Voraussetzung dafür ist, arbeiten zu können. Er muß bei seinem Publikum ankommen und ist darauf angewiesen, zu überzeugen. Eine kräftige, tragende Stimme, der Situation angemessenes Sprechen in bezug auf Lautstärke und Stimmausdruck sind selbstverständliche Vorbedingungen, ebenso wie eine gute rhetorische Schulung, die sich nicht nur auf die Struktur der Reden, sondern auch auf die Darbietung bezieht. Dabei ist die jeweilige *politische Kultur* relevant, die bestimmt, was für gut befunden wird und was überhaupt möglich ist. In England herrscht ein anderer Redestil als in Italien, Frankreich oder Deutschland. Eine sprachlich und rhetorisch geschliffene Rede, die in romanischen Ländern als selbstverständlich empfunden wird, kann in Deutschland als stilisiert eingestuft werden. Darüber hinaus bedingen unterschiedliche Staatsformen einen unterschiedlichen Redestil. In einer Diktatur spricht der regierende Politiker anders als in einer Demokratie. Die *differenzierte Einschätzung* der Kulturlandschaft, der Sprechsituation und der Hörerschaft ist wichtiger Bestandteil des politischen Erfolges.

Zumeist spricht der Politiker vor einer großen Gruppe oder gar vor Massen, deren Struktur er vorher nicht genau abschätzen kann. Er muß lernen, sich auf das Publikum so zu konzentrieren, daß er seine Rede den Reaktionen anzupassen vermag. Das bedeutet, daß er in der Lage sein muß, den Inhalt und den Ton seiner Rede unter Umständen zu verändern. *Flexibilität* ist unerläßlich. Das eigene Ziel verfolgend, muß der Redner über mehrere Möglichkeiten verfügen, sich dem Publikum, das er nie vollständig kennt, zu vermitteln. Massenreden haben eine Eigengesetzmäßigkeit, die ohne Rückkoppelung zum Redner im Publikum einen nicht kalkulierbaren Effekt haben.

Selbst für versierte politische Redner ist die Situation in unserer Zeit schwierig, weil das an *Medien* gewöhnte Publikum übersättigt ist durch verbale Information, so daß nur schwer die Konzentration erzielt wird, die nötig ist, um wirklich meinungsbildend oder gar meinungsverändernd auf eine größere Zuhörerschaft zu wirken.

Ein weiteres Problem erschwert die Sprechhaltung des Politikers. Während es in privater Atmosphäre genügt, die eigene Meinung plausibel zu vertreten, steht der Politiker vor einer komplizierteren Situation. Die eigene Karriere ist in den meisten Fällen an eine Partei gebunden. Bei jeder öffentlichen Rede gilt es, den *Konflikt* zwischen der *Parteimeinung* und der eigenen Meinung innerlich zu lösen und rhetorisch zu verarbeiten. Das Ziel der persönlichen Karriere und die inhaltlich an die Auffassungen der Partei gebundenen Möglichkeiten machen eine eindeutige Sprechhaltung nur in seltenen Fällen möglich. Der Politiker muß taktieren, um den Erfolg seiner eigenen Karriere und auch den Erfolg seiner sachlichen Ziele nicht zu gefährden, ja überhaupt erst zu ermöglichen. Damit ist er während des öffentlichen Sprechens *unfrei*.

Obwohl Politiker meist über rhetorische Kenntnisse verfügen, scheitern manche an dem Konflikt, der sich ihnen stellt, wenn sie öffentlich Meinungen vertreten müssen, die nicht ihrer eigenen Auffassung entsprechen. Der Stimme hört man die mangelnde innere Überzeugung an, der Klang wird durch überzogene Rhetorik aggressiv und verliert die Kraft, die Zuhörer zu überzeugen. Die vollständige *Identifikation* des Sprechenden mit dem, was er sagt, scheint in der Politik in den wenigsten Fällen gegeben.

Eine Stimmschulung löst diesen Konflikt nicht. Der Verzicht auf Meinungen zugunsten von Informationsmaterial ermöglicht eine eindeutige Einstellung zum Inhalt einer Rede. Ein Publikum läßt sich leichter von dem überzeugen, was der Redner selbst glaubt. Beschränkung auf *Fakten statt Statements* erleichtert die rednerische Aufgabe des Politikers und damit seinen stimmlichen Erfolg. Ein Politiker muß sich darüber im klaren sein, daß seine Stimme oft mehr entlarvt als seine Worte. Aufrichtigkeit und ehrliche Überzeugung sind hörbar.

Pfarrer

Die stimmlichen Probleme, von denen Pfarrer aller Konfessionen zu berichten haben, sind mehr technischer Natur als rhetorischer Art. Der Pfarrer hat während des Gottesdienstes drei verschiedene Formen der stimmlichen Äußerung zu bewältigen. *Sprache, Gesang und Sprechgesang* wechseln wegen der unterschiedlichen Anforderungen, die durch Predigt, Litanei und Gesang gestellt werden. Die Umstellung ist nicht leicht und erfordert stimmtechnischen Unterricht.

Es empfiehlt sich, den gleichen Text mit allen drei Modi zu probieren und den Wechsel vor allem vom Singen und vom Sprechgesang zum Sprechen zu trainieren. Es besteht die Gefahr, daß das Sprechen nach dem Singen in einer forcierten Stimmlage geschieht, die sich noch am Gesang orientiert, zu melodiös und dadurch oft pathetisch klingt. Es ist schwierig, den natürlichen Klang der gesprochenen Sprache mit der normalen, eigenen Sprachmelodie zu finden, wenn der Klang des Singens und vor allem des Sprechgesanges noch im Ohr ist. Der Sprechgesang ist jedoch als Ausgangsmodus durch seine Lage zwischen Sprache und Gesang für Übungen sehr geeignet.

Jeder angehende Pfarrer sollte sich dazu entschließen, *Sprecherziehung* wahrzunehmen, da er vor ungewöhnlichen stimmlichen Problemen steht, die auch mit den schwierigen räumlichen Bedingungen zusammenhängen, unter denen er sprechen muß. Kirchenräume haben besondere akustische Bedingungen. Die modernen *protestantischen Kirchen* sind architektonisch auf die Bedürfnisse der evangelischen Kirche ausgerichtet, die innerhalb des Gottesdienstes ein Schwergewicht auf die Predigt, auf das gesprochene Wort legt. Die Kanzel befindet sich oft noch seitlich im Kirchenschiff, so daß der Pfarrer von oben, etwa in der Mitte der Gemeinde, ohne große Probleme sprechen und von allen Plätzen aus gut gehört werden kann. Die in der protestantischen Kirche übliche schlichte Ausstattung des Raums erleichtert die akustischen Bedingungen für das gesprochene Wort. Die geringe Diffusion ermöglicht die für Sprache notwendige Verständlichkeit. Der *»Hall«* solcher »Hallen« war erwünscht in einer Zeit, in der man das Mikrophon nicht kannte und darauf angewiesen war, die Verstärkung der Stimme durch räumliche Gegebenheiten zu erreichen. Allerdings ist langsames Sprechen unabdinglich, da sonst die Worte in ihrem eigenen Nachhall verklingen. Das *Sprechtempo* muß an jeden Raum individuell angepaßt werden. Je größer der Raum, desto langsamer muß gesprochen werden. Es empfiehlt sich, kurze Sätze zu sprechen und auch die Struktur der Rede den räumlichen Bedingungen anzupassen. *Tonbandaufnahmen* sind nützlich, um die Wirkung des Raumes zu kontrollieren. Trotz dieser Schwierigkeit ist das Sprechen ohne Mikrophon zu bevorzugen, da es wärmer und persönlicher klingt, den Menschen unmittelbar erreicht und nicht durch die Nüchternheit der Technik gebrochen ist.

Schwieriger ist die Situation in ursprünglich für den katholischen Ritus gebauten Kirchen. Bis zur Reformation spielte das Mysterium des priesterlichen Geschehens die größte Rolle, an dem das Volk betrachtend und nicht »verstehend« teilhatte. Nicht ohne Grund war der Gottesdienst der katholischen Kirche bis vor wenigen Jahren noch lateinisch. Das Wort sollte geglaubt und nicht verstanden werden. In Italien gestaltete sich bereits im 13. Jahrhundert durch den Heiligen FRANZ VON ASSISI eine neue Form des Glaubens, die dem Wort, der Predigt und dem Volk größere Bedeutung beizumessen begann. So erklärt sich, warum die Franziskanerkirchen aussehen wie große

Gebetsscheunen und Vorbilder werden für die reformierte Kirche und ihre Bauten vom 16. Jahrhundert an. Denn die gotischen Kathedralen des ausgehenden Mittelalters und vor allem die großen Barockkirchen schaffen andere akustische Bedingungen. Durch ihren reichhaltigen Stuck und den vielfach durch Seitenkapellen, Pfeiler und Säulen gegliederten Raum wird dem gesprochenen Wort die notwendige *Deutlichkeit* genommen. Die akustischen Wellen werden in solchen Räumen vielfältig gebrochen, so daß eine hohe *Diffusion* entsteht, die zwar für Musik günstig ist, für die Verständlichkeit von Sprache aber ungeeignet. Da der Priester vorne im Chor am Altar spricht, weniger von der Gemeinde umgeben ist, auch die Kanzelpredigt eine geringe Rolle spielt, ist es begreiflich, daß gelegentlich auf Mikrophone ausgewichen wird, vor allem, weil die katholische Kirche innerhalb ihres Rituales mehr als in früheren Zeiten der Predigt Raum gibt. Das Zweite Vatikanische Konzil hat den Altar aus dem Chor herausgerückt und den Priester den Gläubigen zugewendet.

Wenn mit dem *Mikrophon* gearbeitet wird, muß man sich darüber im klaren sein, daß dadurch alle Wirkungen der Stimme – nicht nur die Lautstärke – verstärkt werden. Ein ruhiger, schlichter Tonfall vermeidet einen zu pathetischen Klang. Die Selbstkontrolle durch Tonbandaufnahmen hilft den goldenen Mittelweg zu finden, der zu einer Predigt führt, die unpathetisch ist, ohne dabei monoton und langweilig zu werden.

Juristen

Juristen haben in allen Fällen einen Sprechberuf, gleichgültig, ob es sich um Rechts- oder Staatsanwälte handelt, um Verteidiger, Richter oder beratende Juristen. Die meisten von ihnen stehen vor zwei unterschiedlichen *Sprechsituationen,* denen sie gewachsen sein müssen. Zum einen haben sie das *Einzelgespräch* mit dem Klienten, zum anderen die öffentliche Situation vor *Gericht.* Der Wechsel zwischen diesen beiden Modalitäten ist unbedingt erforderlich, und die Fähigkeit, beiden Situationen vollkommen gerecht zu werden, bedingt den Erfolg eines Juristen; die Vermischung ist problematisch.

Das Einzelgespräch erfordert eine leise Stimme, die die Diskretion widerspiegelt, die allein die Offenheit des Klienten gegenüber dem Juristen auslöst. Der Ton muß *vertrauenerweckend* und abwartend sein. Die laute Stimme, die im Gerichtssaal angemessen war, muß zurückgenommen werden, wenn der Jurist erreichen will, daß sein Klient sich ihm anvertraut. Die Stimme sollte trotz der geringen Lautstärke intensiv und sehr konzentriert klingen, da sonst der Eindruck von Desinteresse und Gleichgültigkeit entsteht. Das intensive leise Sprechen will gelernt sein und ist schwieriger als intensives lautes Sprechen. Eine gute, konzentrierte Sitzhaltung ist die erste Voraussetzung, zusätzlich die innere Einstellung auf den Sprechenden, den ratsuchenden Klienten. Konzentration wird deutlich übertragen und ebenso wird umgekehrt erspürt, wenn statt des erwünschten *»Zu-Hörens«* nur ein uninteressiertes *»An-Hören«* stattfindet. Mit dem eigenen Stimmklang verrät sich auch die innere Haltung. Bei nachlassender Konzentration wird der leise Stimmklang matt, verliert an Intensität, weil die Stimme tatsächlich an Spannung verliert. Technisch formuliert heißt das, daß die Stimmlippen nicht mehr schließen, sondern unterspannt gegeneinander schwingen. Auf die Dauer schleifen sich bei dieser Sprechweise Stimmstörungen ein, die wir als hypokinetische Stimmstörungen diagnostizieren. Bei zunehmender Routine wächst die Gefahr, sich eine solche falsche Sprechweise anzugewöhnen. Siehe dazu auch das Kapitel über »Sprechberufe« auf Seite 124.

Die Aufgaben, denen sich der Jurist auf dem Katheder im *Gerichtssaal* stellen muß, erfordern andere Fähigkeiten. Hier gilt es mit vorzüglicher Stimmtechnik laut und deutlich, überzeugend seine Auffassung zu vertreten. Alle *Emotionen* wirken sich störend aus, sind einer überzeugenden Wirkung entgegengestellt. Die Aufgabe des Gerichts, für Recht zu sorgen, fordert von allen Juristen, die sich an der Aufgabe der Rechtsfindung beteiligen, *Sachlichkeit,* Zurücknahme der eigenen Person, ihrer Meinung und Empfindung. Pathetische Klänge, aggressive Töne, jede Art von schauspielerischer Dramatisierung wirken sich eher nachteilig als begünstigend aus. Damit soll nicht einer kalten, langweiligen Rhetorik das Wort geredet werden. Eine lebendige, kraftvolle, sinnvoll betonte Rede, die eigene Überzeugung widerspiegelt, ist der beste Weg, die gewünschte Auffassung zu vermitteln. Allerdings sollte man dem Juristen stets anhören, daß er nur *»Vertreter«* des sachlichen Anliegens eines anderen ist und nicht selbst als persönlich Betroffener auftritt.

≡ Darstellende Künstler

Für keine Berufsgruppe ist die Stimme so wichtig wie für die darstellenden Künstler, die Schauspieler und Sänger. Immer mehr Musikhochschulen verlangen bei ihren *Aufnahmeprüfungen* ein phoniatrisches Gutachten, um sicherzugehen, daß die physiologischen Voraussetzungen für eine Eignung des Kandidaten vorhanden sind. Man kann davon ausgehen, daß alle dieser Berufsgruppe zugehörigen Menschen über gute Kenntnisse der Stimmtechnik und der Rhetorik verfügen. Die Ausbildung bietet gute Voraussetzungen, im Laufe eines Künstlerlebens aber ändern sich die individuellen Bedingungen gravierend. Wir können den differenzierten Problemen, die sich für Schauspieler und besonders für Sänger ergeben, hier nur in eingeschränkter Weise Raum geben. Wir möchten uns vor allem an diejenigen wenden, die noch nicht endgültig entschieden haben, ob sie sich beruflich ihrer künstlerischen Neigung widmen wollen.

Die Stimme ist für alle darstellenden Künstler das wichtigste Organ ihres künstlerischen Ausdrucks. Das Problem ist jedoch, daß gerade die Eigenschaften, die die Qualitäten eines Künstlers ausmachen, nämlich eine hohe *Sensibilität,* gepaart mit einer ausgeprägten *Extroversion,* sich belastend auf die Stimme auswirken. Ein Künstler muß sensibel sein, muß auf jede Reaktion seines Publikums achten, um erfolgreich sein zu können. Dennoch darf seine Stimme sich nicht von diesen »Stimmungen« beeinflussen lassen. Sie, die einerseits sein empfindlichstes Organ ist, muß zugleich das widerstandsfähigste sein. Das ist nur zu schaffen durch vorzügliche technische Schulung und durch eiserne *Übungsdisziplin* in bezug auf Atmungs-, Stimm- und Körpertraining. Die Erfahrung zeigt, wie schnell ein Schauspieler seine ersten Enttäuschungen erlebt, der diese Routinearbeit nicht ernst genug nimmt, und wie souverän andererseits Künstler über Jahrzehnte ihre Qualitäten zu erhalten vermögen, die ihr Leben lang intensiv und mit geradezu preußischer Gewissenhaftigkeit arbeiten. Als ein Beispiel sei der Sänger FISCHER-DIESKAU genannt, dessen Konzerte seit Jahrzehnten ein unverändert hohes Niveau halten.

Singen und Sprechen ist ein gesamtkörperliches Tun, so daß alle äußeren Umstände, die sich auf *Gesundheit und Allgemeinbefinden* auswirken, für den darstellenden Künstler relevant sind. Tageszeit, Essensgewohnheiten, räumliche Verhältnisse, ein leichter Schnupfen, alles wirkt sich auf die Stimme aus.

Die Bedingungen, unter denen ein Künstler arbeiten muß, sind extrem ungünstig, aber in vielen äußeren Faktoren nicht beeinflußbar. *Tourneen* machen häufiges Reisen notwendig. Klimawechsel, sich ständig verändernde Schlafbedingungen, ein diskontinuierlicher *Lebensrhythmus* tragen nicht zu einer gleichmäßigen Stimmqualität bei. Der Künstler ist oft tagelang unterwegs, hat kurze Pausen, nach denen er sofort auf die Bühne muß. Ein fremder Raum, oft noch nicht in der angemessenen Weise beheizt und belüftet, steht ihm für kurze Proben zur Verfügung, wenn eigentlich Erholung angesagt wäre. Das Essen ist erst nach der Vorstellung möglich – ein voller Bauch studiert nicht gern, aber ein voller Bauch singt und deklamiert überhaupt nicht. Die Nächte eines Künstlers sind immer kurz. Das Essen zu später Stunde in verrauchten Lokalen ist unvermeidbar, zumal nach der Vorstellung auch das Gespräch mit den Kollegen und den gastgebenden Veranstaltern zum Beruf gehört.

Jeder, der Schauspieler oder Sänger werden möchte, muß sich über diese äußeren Probleme im klaren sein. Der einzige Rat, der einem Künstler gegeben werden kann, ist, dieser »undisziplinierbaren« Lebensform eine eigene *Disziplin* entgegenzusetzen. Das heißt, selbst möglichst nicht zu rauchen, den Alkoholgenuß vor der Vorstellung zu vermeiden, sorgfältig auf eine vernünftige Abhärtung zu achten, um Infektionen zu bekämpfen und allen Faktoren der Unruhe aus dem Wege zu gehen, die in eigener Macht liegen. Dazu gehört auf jeden Fall eine solide Rollenvorbereitung, damit nicht zusätzlich zu allen unvorhersehbaren Faktoren eine berechtigte Nervosität kommt. Ebenfalls ist ein tägliches technisches Training unabdingbar, und vor allem darf das »Ein-Stimmen« vor keiner Vorstellung ausbleiben. Diese Zeit muß immer übrig sein.

Auf der anderen Seite sollte der Künstler sich nicht in die Pflicht nehmen, wenn gravierende Gründe dagegen sprechen. Zu häufig geschieht es, daß kranke Künstler auftreten. Der hohe *Konkurrenzdruck* bringt es mit sich, daß Schauspieler und Sänger sich nur schwer entschließen können, auf einen Auftritt zu verzichten, obwohl die Bedingungen oder die körperliche Verfassung dagegen sprechen. Eher wird zu Medikamenten gegriffen. Dringend sei geraten, in jeder Situation aufs neue abzuwägen, wodurch der größere Schaden entsteht, durch den Verzicht oder durch die Belastung der Stimme. Ein abgesagter Termin kann in manchen Fällen besser sein als ein mäßiger Erfolg aufgrund unguter Voraussetzungen.

Der Künstler handelt nie nur für sich, sondern immer in der *Dreierbeziehung: Werk, Künstler und Publikum.* Ein Darsteller, der nicht nur die eigene Person auf die Bühne bringt, sondern vor allem seine Partie einem Dritten, dem Zuhörer, vermitteln muß, hat eine doppelt gerichtete Aufgabe, wenn er sich mit seiner Rolle identifiziert. Große Anpassungsfähigkeit, schnelle Reaktionsfähigkeit und gute Beobachtungsgabe sind neben dem künstlerischen Talent die wichtigsten Qualitäten eines Künstlers, wenn er mit seinem Beruf ein Leben lang auskommen will.

Für die Stimme bedeutet das, eine »*atemrhythmisch angepaßte Phonation*« – wie COBLENZER und MUHAR es in ihrem Buch »Atem und Stimme« treffend beschreiben. Die Verfasser schreiben aus der Erfahrung des Bühnenlebens und vermitteln präzise, auf welche Weise die Stimme »über die Rampe« kommt. Die ganze Person ist gefordert, wenn der Dreiklang Darsteller, Rolle und Zuschauer harmonisch werden soll.

Die wichtigsten Voraussetzungen für diesen Beruf sind nicht technisch meßbare Daten der Stimmqualität, sondern ein Zusammenwirken von Begabung, psychologisch geeigneter *Veranlagung,* technischem *Fleiß* und *Begeisterung.*

Theaterschauspieler

Der Theaterschauspieler hat die Aufgabe, sich mit einer fremden Person zu identifizieren und den Zuschauer glaubwürdig von dieser Identifikation zu überzeugen. Dennoch muß er danach trachten, seine eigene *Persönlichkeit* als Künstler zu finden und über alle Rollen hinaus zu wahren, indem er trotz allem hinter dem »Anderen« immer als er selbst erkennbar bleibt. Nur so wird er zu Ruhm kommen.

Darüber hinaus hat der Bühnenschauspieler die spezielle Problematik, aufgrund der Bedingungen seiner Rolle und der Auffassung des Regisseurs von der Rolle, sich körperlich meist nicht in optimaler Weise auf der Bühne bewegen zu dürfen. Die für die Stimmtechnik günstige *Haltung* ist in seltenen Fällen für die jeweilige Rolle gewünscht und überzeugend. Das heißt auch extreme Belastungen, wie Schreien in unphysiologischen Lagen, müssen bewältigt werden. Da in der Regel häufige *Wiederholungen* derselben Stücke angesagt sind, muß der Schauspieler sich für die jeweilige Anforderung stimmlich trainieren und seine eigenen Grenzen in die Regiearbeit mit einbringen und zur Diskussion stellen.

Für den Bühnenschauspieler gibt es – anders als für den Sänger – nicht die Möglichkeit zu »*markieren*«, das heißt bei den Proben mit verhaltener Stimme zu sprechen. Er ist mit seiner Stimme allein verantwortlich, hat nicht die Begleitung eines Instruments, so daß seine Stimme immer voll gefordert ist. Auf der anderen Seite muß zugestanden werden, daß das Publikum einer gestörten Sprechstimme gegenüber Toleranz übt, gelegentlich eine rauhe Stimme sogar als reizvoll zu akzeptieren bereit ist. Ein Sänger muß seinen Auftritt absagen, wenn er heiser ist, ein Schauspieler kann zur Not auch mit einer rauhen Stimme noch auf die Bühne gehen. Gerade darin aber liegt die *Gefahr*. Mancher Schauspieler ruiniert seine Stimme durch mangelnde Schonung oder durch die Übernahme von *unphysiologischen Sprechtechniken*, die von der Regie gewünscht werden, weil sie der speziellen psychologischen Interpretation der Rolle entsprechen.

Der Sänger arbeitet während des Rollenstudiums meist mit einem *Korrepetitor*, der belehrend und kritisierend in die Stimmarbeit eingreift. Der Schauspieler verzichtet in der Regel darauf, während seiner Berufstätigkeit weiter *sprecherzieherischen Unterricht* zu nehmen. Gerade das aber ist jedem Schauspieler zu empfehlen. Die isolierte Arbeit an der Stimme – unabhängig vom Rollenstudium – würde manchen Besuch beim Phoniater, manche chronische Stimmstörung vermeiden helfen.

══ Filmschauspieler

In Deutschland ist der isolierte Beruf des ausschließlichen »Film«-Schauspielers eher unüblich. Meist versuchen die Künstler *Film und Bühne* zu vereinbaren. Darin aber liegt eine besondere Problematik. Stimmlich steht der Filmschauspieler, da er nur mit Mikrophon arbeitet, vor einer anderen Aufgabe als der Bühnenschauspieler. Das Mikrophonsprechen erfordert eine eigene Ausbildung, da die Genauigkeit der Wiedergabe, die emotionalen Anteile, das was TROJAN *»Akueme«* der Stimme nennt, erheblich verstärkt werden. Die Notwendigkeit, verhaltener zu sprechen, bedeutet für jeden, der von der Bühne kommt, eine erhebliche Umstellung. Eine weitere Schwierigkeit für die Stimme liegt darin, daß beim Filmen dieselben Szenen etliche Male direkt hintereinander wiederholt werden müssen. Bei stimmlich anstrengenden Passagen bedeutet das für den Sprecher, jedesmal von neuem mit der vollen Körperspannung einsteigen zu müssen, da sonst eine verkrampfte, verspannte Stimmgebung entsteht, die ruinierend für die Stimme ist. Hyperspannungen, die sich auf die supraglottischen Teile des Kehlkopfs verlegen, also auf die sogenannten Taschenfalten – siehe dazu auch Seite 46 –, verfestigen sich rasch und sind dann nur schwer abzubauen.

══ Rezitatoren

Die übliche Art, beim Rezitieren zu stehen, keine übermäßigen Bewegungen zu machen, kommt dem Sprechen entgegen, so daß die Stimme keinen außerordentlichen Belastungen ausgesetzt ist. Dennoch erfordert kaum ein Beruf einen so bewußten Umgang mit der Stimme wie dieser. Der Vorzug der physiologisch günstigen Haltung hat zugleich seine Nachteile. Die ganze *Ausdruckskraft* des Rezitators muß in die *Stimme* gelegt werden. Der Rezitator »spielt« nicht, er spricht »nur«. Das Wort steht im Vordergrund, ein Text also und nicht ein versinnlichtes Geschehen wie beim Schauspieler. Beim Studium eines Textes aber arbeitet der Rezitator, um dem emotionalen Inhalt entsprechen zu können, intensiv mit Bewegungen, die das Sprechen begleiten. Dabei verfährt er in seiner Arbeit ähnlich wie der Schauspieler. Viele dieser Bewegungen muß er für den öffentlichen Vortrag wieder zurücknehmen, um dem Wort die größte Bedeutung zu lassen.

Die *körperliche Zurückhaltung* macht eine gleichmäßige Spannung schwer. Die Gefahr unterspannt zu sein, in eine Vorlesehaltung zu geraten, die das Publikum nicht mehr erreicht, ist groß. Genauso kann durch den Versuch, die Zurückhaltung des Körpers stimmlich auszugleichen, ein falsches *Pathos* entstehen. Die Aufgabe des Rezitators ist nicht, sich mit dem gesprochenen Text zu identifizieren, wie es ein Schauspieler tun soll, sondern eben zu *»re-zitieren«*, was ein anderer geschrieben hat. Es gilt also nach der Angemessenheit zu suchen, die sich einerseits durch die Gegenwart bestimmt und andererseits durch die Zeit, aus der der Text stammt. Die *kulturelle Situation* der Zuhörer muß ebenso berücksichtigt werden wie die *formalen Bedingungen,* die der Text selbst mit seinem historischen Hintergrund stellt. Allerdings ist der Rezitator in vielen Fällen in einer erschwerten Bühnensituation. Kulisse und Beleuchtung sind gar nicht vorhanden oder zurückhaltend, oft ist er vollkommen allein auf der Bühne. Der Liedsänger hat zumindest seine musikalische Begleitung. Sprache ohne Kostüm, ohne Kulisse, ohne Mitspieler, ohne Musik, ohne sinnlichen Anreiz für das Publikum kann schnell langweilig werden. Nur äußerste *Konzentration* auf die Zuhörer, hundertprozentige *Textsicherheit* und die Fähigkeit, mit der Stimme souverän umgehen zu können, helfen, diese schwierige Situation zu bewältigen. Auch das Publikum konzentriert sich auf das Wort, das heißt, der Stimmklang und natürlich auch die Artikulation dürfen keinerlei Mängel haben, aber dabei auch nicht den natürlichen, ansprechenden Klang verlieren. Der Rezitator muß sein Lampenfieber beherrschen, weil er keine Möglichkeit hat, es hinter lebhaftem Spiel durch Bewegungen kompensierend zu verbergen. Das bedeutet, daß man mit seiner Stimme umgehen können muß wie mit einem Instrument, das man sicher zu spielen vermag. Nervöses Räuspern kann manchmal »weg-gesprochen« werden, wenn man eine bewußte Bauchatmung und eine gute Stütze aktiviert.

Die Gefahr, daß ein Rezitationsabend »nicht ankommt«, wenn er mit der Strenge, die manche Schulen vertreten, gehalten wird, ist groß. Nicht zuletzt deshalb gibt es vermehrt Tendenzen, sich davon zu lösen und eine *Kleinkunstform* anzustreben, die Anleihen an Kabarett und Theater macht. Die Bewegungen werden freier, ein Spiel in Grenzen wird zugelassen, Kostüm und Kulisse werden zitatenhaft mit einbezogen. Die sinnlichen Bedürfnisse des Publikums werden berücksichtigt und der Rezitator ist weniger auf seine Stimme allein angewiesen. Als grandioses Beispiel sei DARIO FO's theatralische Rezitation der »Entdeckung Amerikas« von PADAN genannt.

Kabarettisten

Das Motiv für die Arbeit in einem Kabarett ist in den meisten Fällen politisches Engagement und *journalistisches* oder *literarisches* Talent, kritische Gedanken in Texte umzusetzen. Die wenigsten Kabarettisten arbeiten nur reproduzierend, sondern zumeist werden die Texte gemeinsam gestaltet oder zumindest überarbeitend verändert. Dennoch sind die künstlerischen Anforderungen nicht zu unterschätzen.

Im Kabarett wird *gesprochen und gesungen,* beides in wechselnden Stilen, die manchmal dem natürlichen Sprechen ähnlich sind, dann wieder artifiziell und anstrengend. Der sichere Wechsel zwischen vollkommen verschiedenen *»Ton-Arten«* muß ebenso beherrscht werden wie der lockere Übergang von der Singstimme zur Sprechstimme und umgekehrt. Der Kabarettist persifliert die Wirklichkeit, um zu entlarven. Es muß also von ihm verlangt werden, daß er auch mit seiner Stimme in der Lage ist zu persiflieren, das heißt zu übertreiben und sich damit von der natürlichen Stimme entfernen zu können. Die Fähigkeit, die Stimme zu verstellen und verschiedene Dialekte mit den ihnen eigenen Sprachmelodien wiedergeben zu können, erfordert hohe *Musikalität* und eine ausgeprägte *Hörfähigkeit. Sprechtraining* und *Gesangsunterricht* sind zu empfehlen, um den vielfältigen Aufgaben des Kabarettisten gewachsen zu sein.

Puppenspieler

Die Stimme des Puppenspielers begleitet nicht die Bewegungen des eigenen Körpers, sondern die der *leblosen Puppe,* die sowohl durch die Stimme als auch durch die Bewegung ihre Lebendigkeit erhält. Die Kunst des Sprechers besteht gerade darin, sich selbst möglichst nicht adäquat zu dem Gesprochenen zu bewegen. Sogar die Mundbewegungen sollten nicht gesehen werden können. Da der Puppenspieler in vielen Fällen zu sehen ist, kann die Illusion nur dann komplett sein, wenn man nicht weiß, woher die Stimme kommt. Der Puppenspieler sollte über die Fähigkeit des sogenannten »Bauchredens« verfügen.

Dabei werden die Lippen artikulatorisch kaum bewegt, während die Zunge kompensatorisch die Veränderung der Laute bewirkt. Die Phonationsstellung ist ähnlich wie bei der Erzeugung einer Fistelstimme. Der Ton wird durch die Stimmlippen erzeugt, aber da die gegeneinandergepreßten Taschenfalten einen Verschluß bilden, wird der Ton in den Brust- und Bauchraum abgestrahlt. Das Gaumensegel ist dabei gespannt und straff.

Der Puppenspieler muß in der Lage sein, verschiedene Stimmhöhen und Qualitäten zu *imitieren,* da er häufig alle Rollen selber sprechen muß. Stimmlich ist eine solche künstlerische Arbeit äußerst anstrengend. Selbst bei guter *Technik,* die unbedingte Voraussetzung ist, kann es zu Überanstrengungen kommen, weil die meisten Stimmen für den Puppenspieler unphysiologisch sind. Es ist empfehlenswert, nicht zu häufig hintereinander zu spielen und keine zu langen Stücke. Leichter ist es, zu zweit zu spielen.

Sänger

Der junge Mensch, der sich entscheiden muß, ob er Sänger werden möchte – was zunächst oft nur bedeutet, Eignungs- oder *Aufnahmeprüfungen* für ein Gesangsstudium an einer Musikhochschule zu versuchen –, steht nicht nur vor den allgemein interessanten Fragen, welche Anforderungen ein Leben als Künstler stellt, sondern oft vor der technisch anmutenden Frage, ob die Entscheidung für den Beruf des Sängers sinnvoll ist. In jedem Fall ist eine *stroboskopische Voruntersuchung* sinnvoll. Es gibt körperliche Bedingungen, die Probleme mit sich bringen.

Starke Asymmetrien im Kehlkopfbereich, oder gewichtige gesamtkörperliche Einschränkungen, die sich auf die Atmung auswirken, können dagegen sprechen. Allerdings sei gesagt, daß sich solche Probleme meist früh von selbst bemerkbar machen, bevor der junge Mensch sich auf den Wunsch kapriziert hat, der nur schwer zu erfüllen wäre. Gelegentlich lassen sich durch eine ärztliche Untersuchung negative Vorentscheidungen treffen. Umgekehrt aber kann man aus noch so günstigen organischen Bedingungen keine gesanglichen Erfolge ableiten. *Musikalität* und die *Begabung,* Hörerfahrungen in eigene Tonalität umzusetzen, spielen eine größere Rolle als organisch meßbare Bedingungen. Hinzu kommt, daß sowohl die Konstellation der Resonanzräume als auch das Zusammenspiel der verschiedenen beteiligten Muskeln und Nerven entscheidende Bedeutung für den Klang einer Stimme haben, dabei aber keinesfalls berechenbar und sichtbar sind.

Die richtige Einschätzung der eigenen Fähigkeiten ist der erste wesentliche Schritt. Das Zusammenwirken von künstlerischer Interpretation und technischem Können wird sich im Laufe der Zeit aus der Arbeit mit dem Lehrer von selbst ergeben, wenn die Grundentscheidung gefallen ist. Sänger kann man nicht werden wollen, *Sänger »muß« man werden,* oder man wird es nie, soll ein berühmter Sänger einmal gesagt haben.

Der zweite Schritt ist die Entscheidung darüber, welche Stimmgattung die richtige ist. Auch das läßt sich nur begrenzt durch eine medizinische Untersuchung abklären. Die Lage der Sprechstimme ist ein Anhaltspunkt für die Höhe oder die Tiefe der Singstimme, ebenso wie die Körpergröße. Doch Gewißheit geben rein äußerliche Kriterien nicht. Der Gesangslehrer wird eine Meinung dazu haben, allerdings ist auch damit nicht immer die richtige Entscheidung getroffen. Sollte sich der junge Sänger in der Lage, die ihm von seiten des Lehrers empfohlen wird, nicht hundertprozentig wohl fühlen, ist dringend zu empfehlen, zusätzlich einen neutralen Stimmtherapeuten aufzusuchen oder zumindest einen anderen unbefangenen Gesangslehrer, der die Stimme noch nicht gewohnt ist und noch einmal neu und unvoreingenommen seine Meinung äußern kann. Mancher Sänger hat erst spät zu seiner ihm wirklich entsprechenden Stimme gefunden. So zum Beispiel der Bariton GÜNTER REICH, der bis zu seinem vierzigsten Lebensjahr als Tenor gesungen hat, dessen eigentliche Karriere aber erst nach dem Wechsel zum Bariton begonnen hat.

Die Entscheidung für die richtige Lage kann dem jungen Sänger aus vielen Gründen schwerfallen. Ein großer Stimmumfang kann verunsichern, die Verlockung der Sopran- und Tenorpartien, die meist die Hauptrollen darstellen, oder die Hoffnung, vielleicht mehr Chancen in dem weniger dicht besetzten Feld der Alt- und Tenorstimmen zu haben, lenken die Entscheidung in eine falsche Richtung. Oft ist für einen jungen Menschen die Gewöhnung an die neue erwachsene, tiefere Stimmlage ein Problem. Die geliebte hohe Mädchen- oder Knabenstimme ist noch im Ohr, man löst sich ungern von dem vertrauten Klang und fühlt sich in der Tiefe ganz und gar nicht zu Hause. Gute Beratung, ein offenes Ohr für die eigene Stimme und für die Ratschläge erfahrener Gesangspädagogen und ein genaues In-sich-hineinhören, wie die Ratschläge mit den Möglichkeiten der eigenen Stimme harmonieren, sind die Voraussetzung für eine richtige Entscheidung. Das braucht Geduld.

Und damit wären wir bei dem dritten Punkt, den ein angehender Sänger berücksichtigen muß. Er muß sich mit sich und der Entwicklung seiner Stimme Zeit lassen. Jede Stimme muß reifen. Dieser Prozeß kann nicht durch permanentes Üben forciert werden. Die jugendliche Stimme ist weniger belastbar als die eines erfahrenen Sängers. Wer aufmerksam ist, wird bemerken, daß eine gute Musikhochschule ihr Repertoire sorgfältig auswählt und die Studenten keinesfalls mit allen Schwierigkeiten konfrontiert, die sich einem Sänger bieten können.

In der klassischen Gesangsausbildung wird in der Regel mit dem Erlernen von Stimmtechnik begonnen. Im Anschluß wird der Gesang von Kunstliedern erlernt, danach beginnt das Studium von Opernarien. Während der Ausbildung ist zu entscheiden, welche *Gattung* man endgültig zu singen beabsichtigt: Oper oder Lied. Mancher entscheidet sich jedoch auch für Jazz, Folklore oder Rock, für die es allerdings kaum gesonderte Ausbildungsgänge gibt. Häufiger ist der Weg umgekehrt, der Sänger der sogenannten U-Musik (Unterhaltungsmusik) entdeckt seine Liebe für den Kunstgesang und beginnt ein Studium.

Ohne auf die wechselnden Anforderungen im Detail eingehen zu wollen, seien hier nur einige wesentliche Unterschiede genannt. Der *Opernsänger* muß sich mit einem Gesamtwerk auseinandersetzen und sich daher der Regie, der Inszenierung, dem ganzen Ensemble anpassen. Die eigene Auffassung einer Rolle kann nicht immer zum Tragen kommen. Zudem sind hohe Anforderungen *schauspielerischer* Art an ihn gestellt. In körperlichen Positionen singen zu können, die nicht günstig sind, wird in modernen Inszenierungen als selbstverständlich vorausgesetzt. Die Verständlichkeit des gesungenen Textes sollte nicht hinter der gesanglichen Qualität zurückstehen.

Für den *Liedsänger* stellt sich diese Aufgabe noch mehr. Das Lied lebt vom Wort und wird unbefriedigend, wenn der gesungene Text nicht vom Zuhörer verstanden wird. Dafür hat der Liedsänger während seiner Darbietung mehr Möglichkeiten, sich auf seine Technik zu konzentrieren, ähnlich wie der Rezitator im Gegensatz zum Schauspieler.

Die *Folklore* bevorzugt in den einzelnen Ländern der Welt und sogar innerhalb Europas unterschiedliche Gesangstechniken, die von dem klassischen Verständnis des guten Singens oft erheblich abweichen. Als ein Beispiel sei der kehlig-rauchige Gesang in Südeuropa genannt, wie wir ihn in Sizilien und Süditalien finden. Das archaisch Urtümliche dieses Singens hat einen großen Reiz, ist aber für die Stimme belastend und nicht in der gleichen Weise durchzuhalten wie klassischer Gesang. Selbst eine gute Stimmtechnik verhindert nicht, daß unphysiologische Techniken sich auf die Stimme auswirken. Genaue Untersuchungen über die Belastbarkeit bei unterschiedlichen klanglichen Idealvorstellungen der Völker stehen bisher aus. Der Folkloresänger sollte jedenfalls besonders sorgfältig die Entwicklung seiner Stimme und ihre *Belastbarkeit* im Ohr behalten und regelmäßig eine Kontrolle bei einem Stimmarzt auf sich nehmen.

Schlager- und Popsänger haben oft keine Ausbildung; das besagt aber keinesfalls, daß nur die klassische Musik gesangliches Können voraussetzt. Man denke zum Beispiel an die raffinierten stimmlichen Mittel, die die BEATLES in den sechziger Jahren in Mode gebracht haben, den Wechsel zwischen Vollstimme, Falsett und Sprechstimme. In der Welt des Schlagers sind *technische Mittel* durch Playback gegeben oder andere Möglichkeiten der Klangverbesserung, die den Sänger selbst entlasten. Aber auch die sogenannte U-Musik erfordert technisches Können und stimmliches Training. Gerade aus diesen Bereichen kommen oft Patienten in die Praxis, die spät bemerken, daß eine gesangliche Tätigkeit ohne Stimmtechnik zu Störungen, häufig zu *organischen Veränderungen* wie Knötchenbildung führen kann. Klassische Sänger kommen überwiegend mit *Überlastungssyndromen* in die phoniatrische Praxis, so daß ihnen Ruhe und allgemeines Entspannungstraining empfohlen werden muß, damit sie ihre eigentlichen Fähigkeiten wieder einsetzen können. Selbst sehr begabte Schlager- und Folkloresänger haben sich oft durch mangelnden Gesangsunterricht eine Technik angewöhnt, die ihre ursprünglichen Möglichkeiten nach und nach ruiniert. Chorsingen, bei dem keine Stimmbildung gemacht und nicht genügend auf Stimmtechnik geachtet wird, ist für eine gute Stimme eher ein Nachteil als ein Vorteil. Intuitiv macht der Mensch beim Singen manche Fehler. Das Instinktverhalten ist nicht auf das Singen ausgerichtet, so daß artifizielle Übungen unerläßlich sind, wenn man beruflich die Stimme zum Singen einsetzen will.

Jeder, der mehr als für den *Hausgebrauch* singen will, sollte zumindest eine Zeitlang versierten Gesangsunterricht nehmen, bevor er sich eine problematische Technik angewöhnt, die auf die Dauer die Freude am Singen nimmt und schwer reparable Schäden auslösen kann.

Zusätzlich sei allen Sängern empfohlen, nicht zu rauchen, übermäßigen Alkoholgenuß zu vermeiden und dem strapaziösen *Lebenswandel* des Künstlers weitgehend entgegenzusteuern. Das tägliche Stimmtraining zur Prophylaxe sowie das Einsingen vor jeder Probe und vor jedem Auftritt ist ein Gebot. Es gibt dafür ein geeignetes Stimmübungsprogramm mit Kassette als Hilfe für die Kontrolle (s. Literaturverzeichnis).

Abschließend sei gesagt, daß auch eine *Kenntnis der Geschichte* des Gesangs, der kulturellen Bedingungen von Stimmtechnik, der Abhängigkeiten von Mode, Geschmack und Kulturkreisen wichtig und nützlich für den eigenen Umgang mit der Stimme ist. Man denke an die unterschiedliche Auffassung über das gedeckte und das offene Singen, an die einstige Liebe zum Tremolo. Jeder Sänger sollte unabhängig von der Mode eine eigene Meinung und Haltung entwickeln, um zu einer wirklich individuellen, der eigenen Person entsprechenden Stimme zu gelangen, weil nur dann eine *Künstlerpersönlichkeit* reifen kann, die sich von der Allgemeinheit »hörbar« unterscheidet.

≡   ## Sprechberufe

Unter Sprechberufen möchten wir die vielen Berufe zusammenfassen, in denen ungewöhnlich viel gesprochen werden muß, in denen eine Arbeit ohne Stimme nicht vorstellbar ist. Für alle Tätigkeiten dieser Art trifft zu, daß *Überlastungssyndrome* auftreten können, die »normal« sind, das heißt, die sich ergeben, weil die sprecherische Belastung zu groß ist. Der Kehlkopf des Menschen ist von Natur aus nicht dafür geeignet, den ganzen Tag Stimme produzieren zu müssen. Auch eine Wanderung über den ganzen Tag verursacht Muskelkater, selbst wenn man sich bester Gesundheit und guter Konstitution erfreut. Man muß sich in einem Sprechberuf zugestehen, daß die Stimme abends müde sein kann, vielleicht sogar, daß der Hals ein wenig weh tut, ohne daß man sich Sorgen machen muß.

Grundsätzliche Überlegungen sind in diesem Fall sinnvoller als gezielte Maßnahmen für die Stimme: Besteht die Möglichkeit, den Tagesablauf anders zu organisieren, stimmliche Pausen einzuplanen? Ist ein Tag Urlaub zwischendurch die Lösung nach zu starken Belastungen? War womöglich zusätzlich das Privatleben für die Stimme anstrengend? Durch einen Abend in einem lauten Weinlokal mit Freunden, nachdem man ohnehin den ganzen Tag sprechen mußte? Ein Kinobesuch wäre in solchem Fall vielleicht die geeignetere Entspannung. Hat man aus Nervosität mehr geraucht als sonst? Mit anderen Worten: Wo läßt sich die berufliche und private Situation ohne großen Aufwand modifizieren, um die stimmliche Überbelastung zu reduzieren?

Bei einem Sprechberuf muß optimal phoniert werden, deshalb ist meist empfehlenswert, sprecherzieherischen Unterricht zu nehmen, um den souveränen Umgang mit der Stimme zu erlernen. Bei allen Sprechberufen ist unbedingt ein tägliches Training der Stimme zum Ein-»Stimmen« und als *Prophylaxe* gegen Stimmstörungen zu empfehlen. Geeignet ist dafür das bereits erwähnte stimmtherapeutische Konzept, das die Autoren bei TRIAS in Form von zehn einfachen Basisübungen für die Stimme veröffentlicht haben.

Auf einige Sprechberufe sei noch kurz wegen ihrer besonderen Problematik eingegangen.

═══ Rundfunksprecher

Der Rundfunksprecher und alle, die überwiegend mit dem Mikrophon arbeiten müssen, haben zumeist eine Ausbildung für *Mikrophonsprechen,* weil ohne spezielle Schulung nur durch langes Üben der richtige, lockere und natürliche Tonfall erreicht wird, der über das Mikrophon einen angenehmen Klang erzeugt. Der Laie spricht zu laut oder zu leise, hält nicht den richtigen Abstand vom Mikrophon und unterschätzt die in jeder Beziehung verstärkende Wirkung. Zum Beispiel können geringfügige Betonungen durch den technischen Filter pathetische Züge bekommen. Die ruhige, emotionslose Stimme des Nachrichtensprechers ist das Ergebnis harter Arbeit.

Auf dialektfreie *Hochsprache* wird in den meisten Rundfunkstationen Wert gelegt, um die Überregionalität der Sender zu gewährleisten. Die Sprachmelodie erhält ohnehin bei vielen Sprechern den regionalen Charakter, so daß sterile Gleichförmigkeit kaum entstehen kann. Der Anfänger empfindet den Klang der eigenen Stimme über das Mikrophon als fremd und irritierend. Ein kleines Experiment vermittelt auch beim normalen Sprechen, wie andere uns hören, und führt uns näher an das Klangerlebnis über den technischen Filter heran: Wenn man die Hände hinter die Ohren hält, wie zur Vergrößerung der Ohrmuschel, um besser zu hören, schneidet man die Geräusche ab, die uns in das Ohr über die mitschwingenden Knochen gegeben werden, während wir reden. Sprechen Sie in dieser Weise, und Sie werden den Eindruck gewinnen, Ihre Stimme sei höher als sonst und der Stimme auf dem Tonband um vieles ähnlicher.

Die richtige *Tonhöhe* ist für einen Rundfunksprecher die wichtigste Voraussetzung, einen natürlichen, lockeren Eindruck auf seinen Hörer zu machen. Das Mikrophon verstärkt den unangenehmen Effekt, den eine Stimme auslöst, die in einer Stimmhöhe forciert wird, die nicht der Person entspricht. Diese richtige Höhe nennt man »Indifferenzlage«. Im Normalfall benutzt man diese Stimme von selbst in Momenten, in denen man gelassen, gleichgültig, »indifferent« ist. Das ist zum Beispiel der Fall, wenn man jemandem zuhört und hin und wieder ein bestätigendes »hm« einwirft. Meist liegt dieser Ton in der entspannten Höhe, die uns physiologisch entspricht, in der wir am bequemsten mit der geringsten Anstrengung sprechen.

Wie bei anderen künstlerischen Berufen auch wird von einem Rundfunksprecher erwartet, daß er seine Stimme im Griff hat und ihr den *Stimmausdruck* verleiht, den die Sendung erforderlich macht. Der fröhliche Diskjockey, der sachliche, unberührte Nachrichtensprecher, der begeisterte Sportreporter, der engagierte Moderator muß seine tatsächliche »Stimmung« »verstummen« lassen.

Die zunehmende Gewohnheit der Rundfunkanstalten, die Redakteure und Autoren ihre Texte selbst sprechen zu lassen, bewährt sich nur in wenigen Fällen. Ein ungeübter Sprecher erreicht gerade im Funk nicht die größere *Identität,* die man sich erhofft. Da er sich »fremd« vorkommt, wirkt er auch fremd und keinesfalls überzeugender als ein geschulter Sprecher. Intuition führt vor dem Mikrophon leicht zu Wirkungen, die der Sprecher gerade nicht beabsichtigt.

Telefonisten

Menschen, die hauptsächlich am Telefon arbeiten oder mit Diktiergeräten umgehen, müssen viel, aber überwiegend *leise* sprechen. Da sie die meiste Zeit kein persönliches Gegenüber haben, schleift sich leicht eine unterspannte Sprechhaltung ein, die zur Überraschung der Betroffenen zu Stimmstörungen führen kann, obwohl diese subjektiv nicht den Eindruck haben, ihre Stimme zu belasten. Das »gesunde«, leise Sprechen ist jedoch schwieriger als das laute Sprechen. Eine Stimmtherapie ist in den meisten Fällen das einzige, was helfen kann, da die Übungen, um die nötige Intensität zu erreichen, die diese *»hypofunktionelle Stimmstörung«* abbauen hilft, ohne fachmännische Kontrolle kaum richtig durchgeführt werden können. Im Anschluß sollten die Patienten sich entschließen, regelmäßig ihre Stimme zu trainieren. Die Vorstellung, daß man beim Sprechen ein lebendiges Gegenüber hat, kann hilfreich sein, das heißt also, eine Rückbesinnung darauf, daß man nicht mit dem Telefon redet, sondern auf der anderen Seite der Leitung ein *Partner* sitzt, der etwas von uns wissen möchte. Das Sprechen verändert sich, man muß sich mehr konzentrieren, vermutlich wird der Beruf anstrengender, aber vielleicht auch befriedigender und kurzweiliger.

Beratende Berufsgruppen

Alle beratenden Berufe erfordern ein leises, aber intensives und häufig sehr ausführliches Sprechen. Es handelt sich dabei stets um Berufe, die hohe *Konzentration* auf einen anderen Menschen nötig machen, in denen sich Interesse am anderen über die Stimme vermitteln muß, ohne daß der Gesprächspartner sich in seinen Gedanken und Meinungen eingeengt fühlen darf.

Die Voraussetzungen, einen solchen Beruf ausüben zu können, sind – abgesehen von den jeweiligen *fachlichen Qualifikationen* – *psychologische Fähigkeiten,* sich auf den anderen einstellen, auf ihn reagieren zu können, ohne das jeweilige sachliche Ziel dabei aus dem Auge zu verlieren.

Die Stimme ist ein verräterisches Organ, das Müdigkeit und routinierte Langeweile entlarvt, ebenso übertriebenes Interesse und betuliche Zuwendung, die nicht ehrlich gemeint sind. Gelegentlich kann man die Berufstätigkeit auch privat an der Art und Weise, wie gesprochen wird, erkennen. Die leise eindringliche Schonhaltung in der Stimme des Psychotherapeuten kann ihr eigentliches Ziel verfehlen, wenn sie nicht mehr getragen wird von *echtem Interesse* an dem Problem des Patienten. Der Therapeut sei davor gewarnt, zu glauben, das leise, zurückhaltende Sprechen allein vermittle vertrauenserweckende Zuwendung. Wenn die Stimme verhaucht wird, erreicht man bei seinem Zuhörer leicht das Gegenteil. Die Stimme klingt einschmeichelnd. Eine spontane *Natürlichkeit* muß auch in einem leisen diskreten Gespräch erhalten bleiben.

Umgekehrt kann der forsche, schwungvolle Ton des Vertreters seinen Kunden erschrecken, weil er aufdringlich wirkt und nicht mehr bestimmt ist durch den Wunsch, den potentiellen Käufer von den sachlichen Vorzügen des Produktes zu überzeugen, sondern durch die Absicht, »lauthals« überreden zu wollen. Nicht selten reagieren die Angesprochenen mit aggressiver Ablehnung. Siehe hierzu auch das Kapitel über »Rhetorik und Stimme«.

Für alle Berufstätigen, die sich im weitesten Sinne als Berater verstehen, gilt, daß die angemessene Lautstärke das entscheidendste

Kriterium ist. Wer Rat sucht, will nicht übertönt werden, er will die eigene Entscheidungsfreiheit bewahren, und dazu muß er eigenständig denken können. Das ist nur möglich, wenn der Ratgebende sich weder zu leise »einschmeichelt«, noch zu laut *»über-redet«*.

═══ Logopäden

Ein kurzes Wort in diesem Zusammenhang noch zu den Logopäden, die eigentlich des Rates nicht bedürfen, weil sie berufsmäßig damit befaßt sind, Menschen, die stimmliche Probleme haben, zu helfen. Aber gerade darin liegt oft eine *Überforderung* des Berufes, die Gefahr einer zu hohen Erwartung an die eigene Person. Mit der Sprache ständig Vorbild sein zu müssen, das heißt, immer »stimmig« zu sein, immer »bei Stimme« und »in Stimmung« ist eine schwierige Aufgabe. Auch der Logopäde sollte sich zugestehen, manchmal nicht perfekt zu klingen, sich nervös zu räuspern, weil er Ärger hatte, ermüdet eine Unterspannung der Stimme zu haben, weil er zu lange therapiert hat. Es ist kaum möglich, während des Arbeitens in der eigenen Haltung nachzulassen, sich gehen zu lassen, weil die Wirkung auf den Patienten, der wesentlich durch das *Vorbild* des Therapeuten lernt, sofort sichtbar und hörbar wird.

Nachahmung spielt in der Therapie eine große Rolle, bedeutet aber auch eine Gefahr für den Logopäden selbst. Die Tatsache, daß Menschen dazu neigen, sich stimmlich anzugleichen, bewirkt, daß gerade der junge, noch nicht erfahrene Therapeut in die Gefahr kommt, sich stimmlich seinem Gegenüber anzupassen. Er macht die Übungen in der falschen Höhenlage vor, das heißt in der Lage des Patienten statt in der eigenen. Gelegentlich kommt es sogar zu *Übertragungen,* indem die Verspannungen des Patienten auf den Therapeuten übergehen und dessen Stimme schlecht wird.

Der Therapeut muß führen und der Patient muß die Lockerheit des Therapeuten adaptieren. Im Moment der Therapie gilt es, entschlossen und selbstbewußt die eigene Stimme als Vorbild einzusetzen.

Flexibilität ist in der Therapie angesagt, aber Unsicherheit legt sich auch auf die Stimme und verhindert den therapeutischen Effekt.

Wegen der permanenten Konzentration auf Stimme und Sprache sei ein gelegentliches Nachgeben befürwortet, sei ein Freibrief dafür ausgestellt, nicht immer perfekt sein zu müssen. Ein erklärendes Wort an den Patienten rückt wieder gerade, was uns vielleicht dem anderen besonders menschlich macht und hilft, die eigene Problematik besser anzunehmen.

Nicht verwunderlich ist, wenn Angehörige dieser Berufsgruppe nach einem langen Arbeitstag mit der verbalen Kommunikation im privaten Bereich ab und zu auf Kriegsfuß stehen. Jeder Berufstätige muß sich seine besondere Art der Müdigkeit und damit seine Form der *Freizeitplanung* zugestehen und sie den Mitmenschen verständlich machen.

≡ Berufe mit Umweltbelastungen

Viele Arbeiter verbringen ihren Berufsalltag mit einer enormen *Lärmkulisse*. Dazu gehören Fabrikarbeiter, Straßenarbeiter, Handwerker, Angestellte am Flughafen und viele mehr. Alle leiden unter diesen Bedingungen. In kaum einem Fall läßt sich wirkungsvoll etwas gegen den Lärm machen. Lärmschutz ist von den Gewerkschaften vorgeschrieben, hält sich aber in den meisten Fällen in Grenzen, die dennoch weit das überschreiten, was gesund ist. Viele dieser Menschen leiden auch unter Stimmstörungen, die ausgelöst sind durch *Hörschäden,* die die eigene Stimmkontrolle auch außerhalb der Berufstätigkeit erschweren, oder auch nur verursacht sind, weil es nicht möglich ist, die Stimme während der Arbeit zu kontrollieren. Wenn der Lärmpegel zu hoch ist, kann man die eigene Stimme nicht richtig einschätzen. In allen Fällen ist guter Rat teuer. Selbst eine gute Stimmschulung nützt nicht viel, wenn die *Eigenkontrolle* nicht möglich ist. Die Ermahnung, lieber zu leise als zu laut zu sprechen, ist noch der wirkungsvollste Rat, den wir erteilen können. Außerdem sollten die Betroffenen versuchen, im privaten Bereich ihre Stimme möglichst nicht in der Weise zu forcieren, wie sie es während der Arbeitszeit immer wieder tun müssen.

Noch schwieriger sind Stimmschäden zu bekämpfen, die sich durch *Staub* in Fabriken, durch *Luftverschmutzung* am Arbeitsplatz oder gar durch ionisierende *Strahlen* ergeben. Wenn *Allergien* ausgelöst werden, die sich ebenfalls nachhaltig auf die Stimme auswirken, bleibt am Ende nichts anderes übrig als ein Wechsel des Arbeitsplatzes, zur Not durch Umschulung. Ein rechtzeitiges Beratungsgespräch mit dem Vertrauensarzt und mit dem Arbeitsamt ist dringend zu empfehlen. Der falsche Weg ist, sich immer wieder krankschreiben zu lassen, wenn an dem Grundübel nichts geändert werden kann. Der Arbeitgeber ist am Ende nur verärgert und stellt sich einer sinnvollen Veränderung entgegen, weil er Zweifel an der Gutwilligkeit des Arbeitnehmers hegt.

Viele dieser Berufe lösen durch stereotype Bewegungsabläufe zusätzlich Verspannungen aus, die sich auf die Muskulatur des Kehlkopfbereiches auswirken. *Entspannungsgymnastik, Massagen* und

Sport sind notwendige Begleitmaßnahmen, ohne die eine logopädische Behandlung der Stimme nicht sinnvoll ist.

Eine ausgeglichene Lebensführung, geistige und körperliche Aktivität geben dem Organismus Widerstandskraft, um das verlorengegangene Gleichgewicht von Körper und Seele neu zu finden.

≡ Dank

Für Anregungen und kritische Bemerkungen sind wir Frau GABRIELE VOLKMEIER, Sprechwissenschaftlerin und Sprecherzieherin in eigener Praxis in Ettlingen, sehr dankbar.

Zusätzlich möchten wir uns sehr herzlich bei den Kollegen und Freunden bedanken, die in dem Kapitel »Die Stimme im Beruf« mit kritischer Lektüre durch ihre speziellen Fachkenntnisse und eigenen beruflichen Erfahrungen zur Differenzierung der Probleme beigetragen haben.

Die Autoren

≡ Literatur zum Thema

Biesalski, P., F. Frank: Phoniatrie – Pädaudiologie. Thieme, Stuttgart 1982

Coblenzer, H., F. Muhar: Atem und Stimme. Österreichischer Bundesverlag für Wissenschaft und Kunst, Wien 1976

Fuchs, M.: Funktionelle Entspannung. Hippokrates, Stuttgart 1974, 4., überarbeitete und erweiterte Auflage 1989

Gundermann, H.: Die Behandlung der gestörten Sprechstimme. Fischer, Stuttgart 1977

Gundermann, H.: Heiserkeit und Stimmschwäche. Fischer, Stuttgart 1983

Habermann, G.: Stimme und Sprache. Eine Einführung in ihre Physiologie und Hygiene. Thieme, Stuttgart 1982; 2., überarbeitete Auflage 1986

Hermann-Röttgen, M.: Spiele zur Sprachtherapie. Verlag gruppenpädagogischer Literatur, Wehrheim 1984 (Kapitel E. Atem und Stimme)

Hermann-Röttgen, M., E. Miethe: Stimmtherapeutisches Programm Basisübungen für die belastete oder geschädigte Stimme. Thieme, Stuttgart 1990

Hermann-Röttgen, M., E. Miethe: Stimmübungen Ein Basisprogramm für die belastete oder geschädigte Stimme zur Vorbeugung und Stabilisierung. Kompaktkassette und Textheft. TRIAS – Thieme, Hippokrates, Enke, Stuttgart 1990

Hermann-Röttgen, M., E. Miethe: Tonale Stimmtherapie. In: Grohnfeld, M. (Hrsg.): Handbuch der Sprachtherapie, Band 7: Stimmstörungen, Edition Marhold Volker Spiess, Berlin, in Vorbereitung

Kia, R.: Stimme – Spiegel meines Selbst. Ein Übungsbuch. Mit Vorwort von Joachim-E. Berendt, Aurum, 1991

Krech, H.: Die kombiniert psychologische Übungsbehandlung. In Loebell, H., H. Jakobi: Phoniatrie. Hals-Nasen- und Ohrenheilkunde, 14 (1963) 90−98

Miethe, E.: Diagnostik in der phoniatrischen Sprechstunde als Teil der interdisziplinären Zusammenarbeit (mit Videodemonstration). In: Lotzmann, G.: Verbale und nonverbale Kommunikationsstörungen. Deutscher Studien Verlag, Weinheim 1989 (S. 200−224)

Miethe, E.: Aus der phoniatrischen Sprechstunde. Demonstration funktioneller und organischer Stimmstörungen auf Videoband, Thieme Videothek 1990

Miethe, E.: Die Singstimme in Klang und Bild (mit Videodemonstration). In: Kutter, U., R. W. Wagner: Stimme Sprache und Sprechen, Band 25 Scriptor, Frankfurt a. M., 1991

Miethe, E. (unter Mitarbeit von G. Noltemeier): Funktionelle und organische Stimmstörungen in Film und Klang Videofilm mit Begleitheft, 120 Min., Selbstverlag, 1990

Moses, P. J.: Die Stimme der Neurose. Thieme, Stuttgart 1956

Pascher, W., H. Bauer: Differentialdiagnose von Sprech-, Stimm- und Hörstörungen. Thieme, Stuttgart 1984

Pfau, E.-M., H.-G. Streubel: Die Behandlung der gestörten Sprechstimme. Stimm-funktionstherapie. VEB Thieme, Leipzig 1982

Rohmert, W. (Hrsg.): Grundzüge des funktionalen Stimmtrainings. Institut für Arbeitswissenschaft TH Darmstadt, 5. Auflage, Köln 1989

Trojan, F.: Der Ausdruck der Sprechstimme, Wien 1952

Weiß, D.: Introduction to functional voice therapy. S. Karger, Basel 1971

Wirth, G.: Stimmstörungen. Lehrbuch für Ärzte, Logopäden, Sprachheilpädagogen und Sprecherzieher. Deutscher Ärzte-Verlag, Köln 1979

Von den Autoren ist weiterhin erschienen

Hermann-Röttgen, M., E. Miethe: Stimmübungen
Ein Basisprogramm für die belastete oder
geschädigte Stimme zur Vorbeugung und
Stabilisierung. Tonkassette mit Begleitheft.
ISBN 3-89373-100-8
TRIAS – Thieme, Hippokrates, Enke

Hermann-Röttgen, M., E. Miethe: Stimmtherapeutisches
Programm
Basisübungen für die belastete oder geschädigte
Stimme.
ISBN 3-13-746 001 8
Georg Thieme Verlag, Stuttgart · New York

Miethe, E.: Aus der phoniatrischen Sprechstunde. Demon-
stration funktioneller und organischer
Stimmstörungen auf Videoband, Thieme Videothek.
ISBN 3-13-750 201 2
Georg Thieme Verlag, Stuttgart · New York

Sachverzeichnis